早期胃癌的内镜治疗与适应证范围的扩大

日本《胃与肠》编委会　编著

《胃与肠》翻译委员会　译

辽宁科学技术出版社
·沈阳·

Authorized translation from the Japanese Journal, entitled
胃と腸　第56卷第1号
早期胃癌内視鏡治療・適応のUPDATE
ISSN：0536-2180
編集：「胃と腸」編集委員会
協力：早期胃癌研究会
Published by IGAKU-SHOIN LTD., Tokyo Copyright © 2021

All Rights Reserved. No part of this journal may be reproduced or transmitted in any form or by any means, electronic or mechanical, including photocopying, recording or by any information storage retrieval system, without permission from IGAKU-SHOIN LTD.

Simplified Chinese Characters published by Liaoning Science and Technology Publishing House, Copyright © 2022.

© 2022辽宁科学技术出版社
著作权合同登记号：第06-2021-225号。

版权所有・翻印必究

图书在版编目（CIP）数据

早期胃癌的内镜治疗与适应证范围的扩大/日本《胃与肠》编委会编著；《胃与肠》翻译委员会译. —沈阳：辽宁科学技术出版社，2022.10

ISBN 978-7-5591-2610-8

Ⅰ.①早⋯　Ⅱ.①日⋯　②胃⋯　Ⅲ.①胃癌—内窥镜—治疗　Ⅳ.①R735.25

中国版本图书馆CIP数据核字（2022）第135443号

出版发行：辽宁科学技术出版社
　　　　　（地址：沈阳市和平区十一纬路25号　邮编：110003）
印　刷　者：辽宁新华印务有限公司
经　销　者：各地新华书店
幅面尺寸：182 mm × 257 mm
印　　张：7.5
字　　数：150千字
出版时间：2022年10月第1版
印刷时间：2022年10月第1次印刷
责任编辑：卢山秀
封面设计：袁　舒
版式设计：袁　舒
责任校对：黄跃成

书　　号：ISBN 978-7-5591-2610-8
定　　价：98.00元

编辑电话：024-23284354
E-mail：lkbjlsx@163.com　　　《胃与肠》官方微信：15640547725
邮购热线：024-23284502

《胃与肠》编委会（按五十音图排序）

主编 松本 主之

编者

味冈 洋一	新井 富生	入口 阳介	江崎 干宏	小泽 俊文	小田 丈二
小野 裕之	小山 恒男	海崎 泰治	九嶋 亮治	藏原 晃一	小林 广幸
齐藤 裕辅	清水 诚治	菅井 有	竹内 学	田中 信治	长南 明道
长浜 隆司	二村 聪	伴慎 一	平泽 大	松田 圭二	八尾 建史
八尾 隆史	山野 泰穗				

专家委员会

主任委员

吕　宾　浙江中医药大学附属第一医院消化内科

委员（按姓氏笔画排序）

丁士刚　北京大学第三医院
王邦茂　天津医科大学总医院消化内科
王良静　浙江大学医学院附属第二医院内科
左秀丽　山东大学齐鲁医院
包海标　浙江中医药大学附属第一医院
杜奕奇　海军军医大学附属长海医院
李景南　北京协和医院消化内科
邹多武　上海交通大学医学院附属瑞金医院
沈锡中　复旦大学附属中山医院
张开光　中国科技大学附属第一医院
张国新　江苏省人民医院
陈卫昌　苏州大学附属第一医院
陈胜良　上海仁济医院消化内科
孟立娜　浙江中医药大学附属第一医院消化内科
侯晓华　华中科技大学同济医学院附属协和医院消化内科
祝　荫　南昌大学附属第一医院
黄智铭　温州医科大学附属第一医院
程向东　浙江省肿瘤医院
戴　宁　浙江大学医学院附属邵逸夫医院消化内科

审校委员会（按姓氏笔画排序）

代剑华　陆军军医大学第一附属医院消化内科
冯晓峰　陆军军医大学第一附属医院消化内科
陈　瑶　陆军军医大学第一附属医院消化内科
周学谦　陆军军医大学第一附属医院消化内科

翻译委员会（按姓氏笔画排序）

关宇廷　中国医科大学附属盛京医院放射治疗室
吴　岑　中国医科大学附属盛京医院呼吸与危重症医学科
吴英良　沈阳药科大学药理教研室
陈熹铭　中国医科大学附属盛京医院实验肿瘤学实验室2
邵　洋　中国医科大学附属盛京医院检验科
赵　晶　浙江中医药大学附属第一医院
祝　妍　中国医科大学药学院

目　录

早期胃癌的内镜治疗与适应证

小野 裕之[1]

关键词 早期胃癌 内镜黏膜下剥离术（ESD）
内镜下黏膜切除术（EMR） 适应证

[1] 静岡県立静岡がんセンター内視鏡科 〒411–8777 静岡県駿東郡長泉町下長窪 1007 E-mail : h.ono@scchr.jp

对于胃癌的内镜治疗指南被认为大概是在消化道内镜领域中最早被制定的指南。

2001 年，由日本胃癌学会发布了第 1 版《胃癌治疗指南》，此前在《胃癌处置规程》中所记载的适应证和治疗方法被写入《胃癌治疗指南》中。在第 1 版及其后的第 2 版（2004 年）中，将可整块切除且几乎无转移的 2 cm 以下、无溃疡表现的分化型黏膜内癌记载为内镜治疗的绝对适应证，一直到 2018 年的第 5 版为止，这一绝对适应证的定义没有变化。

关于这个定义，虽然作为理论根据的证据不是很充分，但是基于以往的经验，以及包括外科在内的各个学会已经达成了共识这一点，确定不需要进行前瞻性试验。在这方面，在适应证的扩大和证据的提供方面有微妙之处。在今天不可能再进行临床试验去证明"青霉素对细菌感染有效"，相信很多读者都能理解这一点。有效性是明确的，只要学会（在这种情况下应该是医学界）基本达成共识，就不需要进行前瞻性临床试验，通过青霉素这个例子就可以理解。如果以内镜治疗的适应证来说，规定肿瘤大小为 2 cm 以下，这是由当时的共识所确定的，即内镜下黏膜切除术（endoscopic mucosal resection，EMR）可以整块切除的大概是肿瘤大小 2 cm 以下的病变。

但是，在 21 世纪，内镜黏膜下剥离术（endoscopic submucosal dissection，ESD）得到广泛应用，此前通过 EMR 难以整块切除的大病变和有溃疡瘢痕的病变也可以切除了。因此，转移风险成为了扩大适应证范围的障碍，而不是肿瘤大小。在本系列图书《高龄者早期胃癌 ESD 的现状及存在的问题》的序言中也提到了，以 T1a（M）早期胃癌外科切除后的疾病特异性 5 年生存率为 99% 的报道为基础，要求不伴有淋巴结清扫的内镜切除的对象为转移的概率小于 1% 的病变，即所谓的"1% 关卡(barrier)"。

根据以往的胃癌切除病例的研究，转移的概率小于 1% 的病变为：①超过 2 cm 的无合并溃疡的分化型黏膜内癌；② 3 cm 以下的有合并溃疡的分化型黏膜内癌；③ 2 cm 以下的无合并溃疡的未分化型黏膜内癌。以上这些病变被作为扩大适应证。尽管此前的绝对适应证病变是通过共识确定的，并且不需要进行前瞻性试验，但当时在笔者的脑海中闪现出一个问题：是否需要对根据回顾性分析判断为转移风险低的扩大适应证病变进行前瞻性试验？另外，外科切除后的疾病特异性的 5 年生存率为 99%的文献报道也属回顾性的研究，存在没考虑到其他疾病死亡这一问题，但由于"小于 1%"是当时的共识，为了使学会认可，需要进行前瞻性的长期预后试验。加之，现在已经到了没有可靠的证据就不能轻易变更临床指南的时代。基于这样的情况，针对上述①、②施行了JCOG0607，针对③施行了JCOG1009/1010这两项前瞻性试验。

这两项临床试验均显示非常好的结果，在2017年发表的论文报道了JCOG0607试验的结果；在2018年出版的《胃癌治疗指南（第5版）》中，上述①、②成为ESD的绝对适应证。另外，在2019年的美国消化疾病周（Digestive Disease Week，DDW）上报道了以③的未分化型癌为对象的JCOG1009/1010试验的结果；在2020年出版的《对于胃癌的ESD/EMR指南（第2版）》中③成为了绝对适应证病变（2020年11月发表的论文）。以这些临床试验的良好结果为依据，修订了指南。

适应证是依据技术和那个时代的行业学会的共识等比较不明确的因素以及通过临床试验的证据的确立，由这两个要素确定的。不仅仅证据是重要的，有时共识也更合理。我一直认为，内镜医生在某种意义上是工匠，经常自我调侃："evidence-based medicine 中的'E'，就是 experience 中的'E'。"重要的是，包括共识在内，对一件事情是否正确有疑问，或虽然认为正确，但在未证明时就不能得到广泛相信的情况下，要考虑到明确临床问题（clinical question），通过临床试验获得证据支持。前面

提到的JCOG试验属于后者，得到结果以后变更了临床指南。

目前，以高龄患者为对象，在转移的概率超过1%的情况下，并考虑外科切除后因其他疾病死亡，是否有可能进一步扩大适应证，以这一临床问题为基础，以ESD的适应证扩大为目标的临床试验（JCOG1902）正在进行中。在本书中，虽然也讨论了考虑高龄患者的全身状态和生活质量（quality of life，QOL）的适应证扩大问题，但笔者认为有多种多样的研究方法。笔者认为，关键是要从对于临床问题如何才能解决该疑问这一点出发来设计临床试验，使结果成为证据，并且作为其结果适应证改变了这一过程是很重要的。虽然在此写了许多无缘由的事情，但因为是序，所以请大家见谅，并希望各位读者能熟读本书中的内容。

参考文献

[1] Hasuke N, Ono H, Boku N, et al. A non-randomized confirmatory trial of an expanded indication for endoscopic submucosal dissection for intestinal-type gastric cancer (cT1a)：the Japan Clinical Oncology Group study (JCOG0607). Gastric Cancer 21:114-123, 2018.

[2] 日本胃癌学会(編). 胃癌治療ガイドライン, 第5版. 金原出版, 2018.

[3] 小野裕之, 八尾建史, 藤城光弘, 他. 胃癌に対するESD/EMRガイドライン(第2版). Gastroenterol Endosc 62:273-290, 2020.

[4] Takizawa K, Ono H, Hasuike N, et al. Endoscopic submucosal dissection for undifferentiated early gastric cancer：a multicenter, prospective, single-arm, confirmatory Trial (JCOG1009/1010). Gastric Cancer 2020, *in press*.

为了确定早期胃癌 EMR/ESD 绝对适应证病变的术前内镜诊断及存在的问题

——组织型和大小

金坂 卓[1]

上堂 文也

道田 知树

石原 立

摘要●在早期胃癌的常规内镜观察中，分化型癌大多发红，未分化型癌大多呈褪色，隆起型（0-Ⅰ/0-Ⅱa）的早期胃癌几乎都是分化型。在放大内镜观察中，在表面微结构可以辨识的情况下，认为是分化型癌。另一方面，在不能辨识的情况下评估微血管结构，如果是开放性袢（loop）则认为是未分化型癌，其他的表现则认为是分化型癌。通过内镜检查评估肿瘤大小的方法有：与内镜探头大小和活检钳的开口大小相比较的方法，或者使用测量钳的方法。不过，目前有必要在内镜治疗前通过活检组织病理学诊断确认组织型，在治疗后通过切除标本确认组织型和肿瘤大小。

关键词 早期胃癌 分化型癌 未分化型癌 肿瘤径 放大内镜

[1] 大阪国際がんセンター消化管内科 〒541-8567 大阪市中央区大手前 3 丁目 1-69 E-mail : takashikanesaka@gmail.com

前言

2020 年 2 月，日本消化内镜学会及日本胃癌学会提出了《对于胃癌的 ESD/EMR 指南（第 2 版）》。内镜黏膜下剥离术（endoscopic submucosal dissection，ESD）/ 内镜下黏膜切除术（endoscopic mucosal resection，EMR）的绝对适应证病变被定义为："长径 2 cm 以下的 UL0 的肉眼观察下的黏膜内癌（cT1a），分化型癌"；ESD 的绝对适应证病变被定义为：① 长径超过 2 cm 的 UL0 的 cT1a，分化型癌；② 长径 3 cm 以下的 UL1 的 cT1a，分化型癌；③ 长径 2 cm 以下的 UL0 的 cT1a，未分化型癌。

在本文中，将就这些因素中的组织型和大小，介绍通过内镜的诊断方法。

组织型的诊断

关于在《胃癌处置规程（第 15 版）》中被分类为一般型胃癌的组织型，在《胃癌治疗指南（第 5 版）》中，乳头状腺癌和管状腺癌被定义为分化型癌，低分化腺癌和印戒细胞癌被定义为未分化型癌（**表 1**）。

在《对于胃癌的 ESD/EMR 指南（第 2 版）》中，胃癌的组织型（分化型癌 vs 未分化型癌）的诊断，原则上是推荐参照内镜下钳取活检的组织病理学诊断的结果进行。这是由于在制定指南时的许多关于利用内镜进行胃癌组织型诊断的研究为回顾性研究，缺乏充分的证据。

1. 常规内镜诊断

1997 年，Honmyo 等以表面平坦型（0-Ⅱb）早期胃癌为对象，研究了颜色与组织型之间的

表1 一般型胃癌的组织型

组织型 《胃癌处置规程（第15版）》	分化型癌和未分化型癌的分类 《胃癌治疗指南（第5版）》
乳头状腺癌　Papillary adenocarcinoma（pap） 管状腺癌　Tubular adenocarcinoma（tub） 　　a. 高分化　well differentiated（tub1） 　　b. 中分化　moderately differentiated（tub2）	分化型癌
低分化腺癌　Poorly differentiated adenocarcinoma（por） 　　a. 实体型　solid type（por1） 　　b. 非实体型　non-solid type（por2） 印戒细胞癌　Signet-ring cell carcinoma（sig）	未分化型癌
黏液腺癌　Mucinous adenocarcinoma（muc）	在SM浸润部有muc的情况下，不管是源于分化型癌还是未分化型癌，均按未分化型癌处理

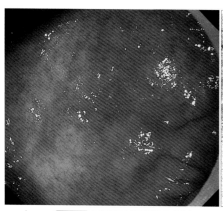 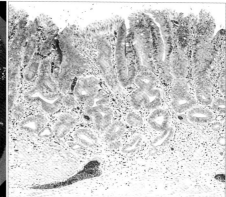

a ┃ b **图1** ［病例1］早期胃癌病例
a 常规内镜像（发红）。
b 组织病理像（×100）。高分化管状腺癌。

相关性。结果显示，发红和褪色分别在分化型癌和未分化型癌中明显高概率出现（$P<0.01$；**图1**，**图2**）。2000年，Yao等以凹陷型及平坦型的早期胃癌为对象，利用血红蛋白指数（hemoglobin index）定量评估了相对于背景黏膜的病变的颜色与组织型之间的相关性。结果显示，分化型癌的相对血红蛋白量高于未分化型癌，显示看起来更红［1.23（95%置信区间为1.15～1.31）vs 0.84（0.81～0.88）］。

2018年，笔者等利用多中心前瞻性试验的临床病理学数据，研究了早期胃癌的组织型与各因素之间的相关性。在以患有早期胃癌的

343例343处病变为对象的本研究中，年龄（72岁以上）、性别（男性）、内镜下肿瘤大小（>3 cm）、部位、内镜下肉眼分型（隆起型 - Ⅰ/- Ⅱ）、内镜下浸润深度（M）作为独立因素明显与分化型癌相关（**表2**）。另外，关于隆起型的肉眼分型，对于分化型胃癌的阳性似然比高达15.7（95%置信区间为2.2～110.8），这比活检组织病理学诊断对于分化型胃癌的阳性似然比7.0（3.8～12.8）还要高（**图3**）。一般来说，阳性似然比在10以上的情况下可用于确定诊断，在1以下的情况下可用于排除诊断。在使用似然比的本研究中，显示如果肉眼分型

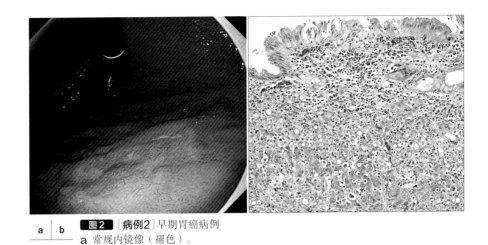

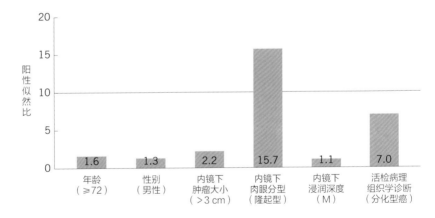

a | b

图2 ［病例2］早期胃癌病例
a 常规内镜像（褪色）。
b 组织病理像（×200）。低分化腺癌（por1 > sig > tub2）。

表2 临床因素与早期胃癌的分化型癌之间的相关性

临床因素	单变量分析		多变量分析	
年龄（≥72）	2.2（1.2~4.2）	0.007	2.5（1.3~4.8）	0.005
性别（男性）	2.2（1.2~4.0）	0.004	3.3（1.8~6.3）	<0.001
内镜下肿瘤大小（>3 cm）	2.4（0.9~8.2）	0.062	5.0（1.9~16.5）	0.003
部位（较低部位）	1.7（0.8~3.4）	0.120	1.7（0.9~3.6）	0.124
内镜下肉眼分型（隆起型0-Ⅰ/0-Ⅱa）	20.2（3.4~824.1）	<0.001	20.6（4.3~370.3）	0.003
内镜下浸润深度（M）	2.4（1.1~5.2）	0.011	3.5（1.5~8.1）	0.003

图3 对于分化型胃癌的临床因素的阳性似然比
〔根据"Kanesaka T, et al. Clinical predictors of histologic type of gastric cancer. Gastrointest endosc87: 1014–1022, 2018"制作〕

为隆起型的话，则有可能确定诊断为分化型癌（**图4**）。但是，由于在本研究中颜色没有被包括在评估项目中，笔者认为有必要就颜色方面进行进一步的研究。

2. 放大内镜诊断

在**表3**中总结了关于通过放大内镜表现进行早期胃癌组织型诊断的报道（刊载于英文杂志上的文献）。2004年，Nakayoshi等将使

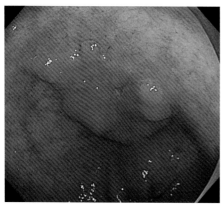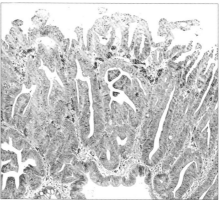

a | b

图4 [病例3]早期胃癌病例
a 常规内镜像（隆起型）。
b 组织病理像（×100）。管状腺癌（tub1 > tub2）。

表3 显示早期胃癌的放大内镜表现和组织型之间的相关性的报道（英文期刊）

发表年	作者	试验设计	对象
2004年	Nakayoshi等	回顾性研究	早期胃癌（凹陷型）
2011年	Okada等	回顾性研究	未分化型早期胃癌
2012年	Li等	前瞻性研究	早期胃癌（全肉眼分型）
2014年	Kanesaka等	回顾性研究	早期胃癌（全肉眼分型）
2016年	Ok等	前瞻性研究	早期胃癌（全肉眼分型）
2019年	Kishino等	前瞻性研究	早期胃癌（凹陷型）
2020年	Horiuchi等	回顾性研究	早期胃癌（全肉眼分型）

用窄带成像（narrow band imaging，NBI）联合放大内镜技术在凹陷型早期胃癌观察到的微血管结构分为 3 种类型，即①规则网格状（fine network）、②螺旋状（corkscrew）、③未分型（unclassified），评估了其与分化型癌以及未分化型癌之间的相关性。其结果为，在 66% 分化型癌中见有规则网格状微血管结构，在 86% 未分化型癌中见有螺旋状微血管结构。螺旋状微血管结构的称呼和在未分化型癌存在特征性的放大内镜表现这一见解在日本已广泛传播。但是，"孤立的、无序的"血管这一在原著中的定义还留有重新考虑的余地（**图5**）。另一方面，关于表面微结构，一般认为，小凹边缘上皮、亮蓝嵴（light blue crest，LBC）、白球征（white opaque substance，WOS）、腺管开口部均不能被辨识，即缺乏表面微结构（absent microsurface pattern）是未分化型癌的特征（**图5**）。根据关于通过放大内镜表现进行组织型诊断的已有报道大致分为微血管结构的分类、表面微结构的分类以及将这些分类组合起来的分类这一点，笔者认为，在组织型诊断上也与癌/非癌的诊断——早期胃癌的放大内镜诊断简化流程（magnifying endoscopy simple diagnostic algorithm for early gastric cancer，MESDA-G）同样，分别评估微血管结构和表面微结构是非常重要的。

另外，在考虑未分化型早期胃癌的放大内镜表现时重要的一点是，在癌只存在于黏膜中层的情况和置换黏膜全层的情况下，其表现是不同的。据 Okada 等的报道，在前者情况下可以辨识表面微结构，而在后者情况下则表面微结构变得不清晰，大多仅能辨识微血管结构。

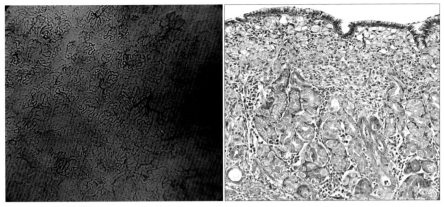

a | b

图5 未分化型癌的特征

a 未分化型早期胃癌的NBI放大像。表面微结构不能辨识（absent microsurface pattern），可见开放性袢状微血管。相邻的微血管之间是连续的。

b 组织病理像（×200）。印戒细胞癌（sig > por2）。

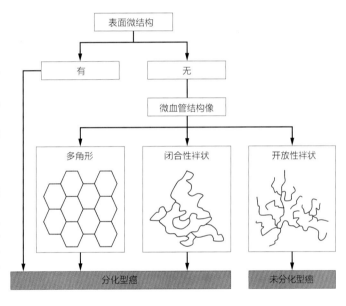

图6 通过放大内镜表现进行胃癌组织型诊断的流程。首先对表面微结构进行判定，在可以辨识表面微结构的情况下（present microsurface pattern；**图7a、b**），诊断为分化型癌。另一方面，在无法辨识表面微结构的情况下（absent microsurface pattern），则就微血管结构的形态进行判定。在各微血管的形态为多角形（**图7c**）或闭合性袢状的情况下（**图7d**）则诊断为分化型癌；而在各微血管的形态为开放性袢状的情况下（**图5a**）则诊断为未分化型癌

〔转载自"Kanesaka T, et al. Sa1252 Proposal of a diagnostic algorithm in magnifying narrow-band imaging to distinguish the histologic types of gastric cancer. Gastrointest Endosc 87: AB183, 2018"，部分有改变〕

2019年，Kishino等报道了以预定ESD的凹陷型早期胃癌病例为对象的多中心前瞻性试验的结果，结合表面微结构和微血管结构二者的诊断能力，对分化型癌的灵敏度、特异性和准确率分别为99.5%、60.0%和96.8%。尽管评估对象被限定于ESD病例，但提示通过放大内镜表现可以以高诊断精度鉴别分化型癌和未分化型癌。

关于早期胃癌的组织型诊断，未显示出放大内镜观察相对于常规观察的附加效果。为此，笔者等为了比较常规内镜诊断（病变的颜色的评估）和放大内镜诊断的诊断能力，进行了以除外隆起型的cT1a胃癌为对象的多中心前瞻性试验（UMIN000032151）（正在向英文杂志投稿其结果）。在对于该试验采用的诊断流程（**图6，图7**）的初步试验（pilot test）中，放大内镜观察对于未分化型癌的灵敏度、特异性、准确率分别为60%、90%、84%，常规观察的灵敏度、特异性、准确率分别为53%、76%、70%（$P = 0.046$）。可以期待阐明在判定早期胃癌的组织型上进行放大内镜观察的意义。

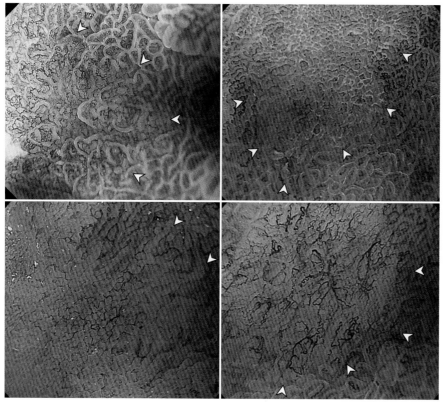

a	b
c	d

图7 对应于通过放大内镜表现进行胃癌组织型诊断流程的NBI放大像。黄色箭头所指为分界线（demarcation line）

a 有表面微结构（小凹边缘上皮）。

b 有表面微结构（WOS）。

c 多角形微血管。

d 闭合性袢状微血管。

3. 活检组织病理学诊断

在《对于胃癌的 ESD/EMR 指南（第 2 版）》中，对胃癌的组织型诊断原则上是推荐参照内镜下钳取活检的组织病理学诊断的结果进行。但是，即使进行了活检组织病理学诊断，也可以看到与最终诊断之间有 1.5% ~ 8.0% 的偏离。活检组织病理学诊断对分化型癌的阴性似然比为 0.04（95% 置信区间为 0.26 ~ 0.84），小于 0.1，而阳性似然比为 7.0（3.8 ~ 12.8），小于 10。总之，通过活检标本被诊断为未分化型癌时的可靠性较高，但被诊断为分化型癌时的可靠性很难说足够。有必要考虑到未分化型癌的一部分通过活检组织病理学诊断在术前被诊断为分化型癌，可能需要追加外科手术。

肿瘤大小的诊断

在《对于胃癌的 ESD/EMR 指南（第 2 版）》中，术前很难准确地测量肿瘤大小，推荐在最终切除标本的组织病理学表现判明后，在进行肿瘤大小判定的前提下进行诊断和治疗。

在实际临床中，作为客观评估肿瘤大小的方法，据知常用的方法有与内镜探头径和活检钳开口径相比较的方法（**表 4，图 8**），或者是使用测量钳的方法。但是，在使用活检钳进行溃疡模型的测量中，将病变尺寸低估了（26.5 ± 5.7）% ~（41.8 ± 3.3）%。其原因，被认为是由于通过广角镜头产生的空间扭曲（桶形扭曲），导致周边视野的信息被压缩。

表4 内镜探头的外径

胃镜	前端部径	软性部径
GIF-H290Z（Olympus medical systems公司）	9.9mm	9.6mm
EG-6600Z（富士胶卷公司）	9.9mm	9.8mm
EG-2990Zi（PENTAX Medical公司）	10.2mm	9.8mm

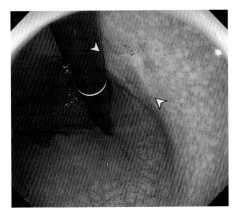

图8 常规内镜像。将早期胃癌的范围（黄色箭头所指）与内镜的外径进行比较

为了评估肿瘤大小，需要进行肿瘤的范围诊断，但对于部分分化型癌和未分化型癌，仅通过内镜观察有时很难进行范围诊断。因此，最好从病变周围的非肿瘤黏膜取材进行活检，参照组织病理学的结果进行诊断。

结束语

在本文中，以到目前为止的研究成果为中心，就为了确定对于早期胃癌的内镜治疗的适应证，对于病变组织型和大小的内镜诊断进行了阐述。虽然在某种程度上可以利用内镜评估病变的组织型和大小，但为了正确的评估，期待进一步的突破。

参考文献

[1] 小野裕之, 八尾建史, 藤城光弘, 他. 胃癌に対するESD/EMRガイドライン. 第2版. Gastroenterol Endosc 62:275-290, 2020.

[2] 日本胃癌学会(編). 胃癌取扱い規約. 第15版. 金原出版, 2017.

[3] 日本胃癌学会(編). 胃癌治療ガイドライン 医師用2018年1月改訂, 第5版. 金原出版, 2018.

[4] Honmyo U, Misumi A, Murakami A, et al. Mechanisms producing color change in flat early gastric cancers. Endoscopy 29:366-371, 1997.

[5] Yao K, Yao T, Matsui T, et al. Hemoglobin content in intramucosal gastric carcinoma as a marker of histologic differentiation：a clinical application of quantitative electronic endoscopy. Gastrointest Endosc 52:241-245, 2000.

[6] Kanesaka T, Nagahama T, Uedo N, et al. Clinical predictors of histologic type of gastric cancer. Gastrointest Endosc 87:1014-1022, 2018.

[7] Jaeschke R, Guyatt G, Lijmer J. Diagnostic tests. *In* Guyatt G, Rennie D (eds). Users' Guides to the Medical Literature. AMA press, Chicago, pp 121-140, 2002.

[8] Deeks JJ, Altman DG. Diagnostic tests 4：likelihood ratios. BMJ 329:168-169, 2004.

[9] Nakayoshi T, Tajiri H, Matsuda K, et al. Magnifying endoscopy combined with narrow band imaging system for early gastric cancer：correlation of vascular pattern with histopathology (including video). Endoscopy 36:1080-1084, 2004.

[10] Okada K, Fujisaki J, Kasuga A, et al. Diagnosis of undifferentiated type early gastric cancers by magnification endoscopy with narrow-band imaging. J Gastroenterol Hepatol 26:1262-1269, 2011.

[11] Li H, Dai J, Xue H, et al. Application of magnifying endoscopy with narrow-band imaging in diagnosing gastric lesions：a prospective study. Gastrointest Endosc 76:1124-1132, 2012.

[12] Kanesaka T, Sekikawa A, Tsumura T, et al. Absent microsurface pattern is characteristic of early gastric cancer of undifferentiated type：magnifying endoscopy with narrow-band imaging. Gastrointest Endosc 80:1194-1198, 2014.

[13] Ok K, Kim GH, Park DY, et al. Magnifying endoscopy with narrow band imaging of early gastric cancer：correlation with histopathology and mucin phenotype. Gut Liver 10:532-541, 2016.

[14] Kishino T, Oyama T, Funakawa K, et al. Multicenter prospective study on the histological diagnosis of gastric cancer by narrow band imaging-magnified endoscopy with and without acetic acid. Endosc Int Open 7:E155-163, 2019.

[15] Horiuchi Y, Tokai Y, Yamamoto N, et al. Additive effect of magnifying endoscopy with narrow-band imaging for diagnosing mixed-type early gastric cancers. Dig Dis Sci 65:591-599, 2020.

[16] Uedo N, Ishihara R, Iishi H, et al. A new method of diagnosing gastric intestinal metaplasia：narrow-band imaging with magnifying endoscopy. Endoscopy 38:819-824, 2006.

[17] Yao K, Iwashita A, Tanabe H, et al. White opaque substance within superficial elevated gastric neoplasia as visualized by magnification endoscopy with narrow-band imaging：a new optical sign for differentiating between adenoma and carcinoma.

Gastrointest Endosc 68:574-580, 2008.

[18] Kanesaka T, Sekikawa A, Tsumura T, et al. Dense-type crypt opening seen on magnifying endoscopy with narrow-band imaging is a feature of gastric adenoma. Dig Endosc 26:57-62, 2014.

[19] Muto M, Yao K, Kaise M, et al. Magnifying endoscopy simple diagnostic algorithm for early gastric cancer (MESDA-G). Dig Endosc 28:379-393, 2016.

[20] Kanesaka T, Yao K, Doyama H, et al. Sa1252 Proposal of a diagnostic algorithm in magnifying narrow-band imaging to distinguish the histologic types of gastric cancer. Gastrointest Endosc 87:AB183, 2018.

[21] Lee CK, Chung IK, Lee SH, et al. Is endoscopic forceps biopsy enough for a definitive diagnosis of gastric epithelial neoplasia? J Gastroenterol Hepatol 25:1507-1513, 2010.

[22] Takao M, Kakushima N, Takizawa K, et al. Discrepancies in histologic diagnoses of early gastric cancer between biopsy and endoscopic mucosal resection specimens. Gastric Cancer 15: 91-96, 2012.

[23] Lim H, Jung HY, Park YS, et al. Discrepancy between endoscopic forceps biopsy and endoscopic resection in gastric epithelial neoplasia. Surg Endosc 28:1256-1262, 2014.

[24] Vakil N, Smith W, Bourgeois K, et al. Endoscopic measurement of lesion size: improved accuracy with image processing. Gastrointest Endosc 40:178-183, 1994.

Summary

Histological Subtype and Tumor Size

Takashi Kanesaka[1], Noriya Uedo, Tomoki Michida, Ryu Ishihara

In white-light endoscopy for diagnosing early gastric cancer, differentiated-type cancer often appears reddish in color, whereas undifferentiated-type cancer appears pale. Elevated-type (0-I/0-IIa) cancer is typically a differentiated-type cancer. Furthermore, in magnifying endoscopy for diagnosing early gastric cancer, the combination of an absent microsurface pattern and opened-loop type microvessels is a feature of undifferentiated-type cancer, whereas a present microsurface pattern and/or polygonal/closed-loop microvessels are features of differentiated-type cancer. To estimate the tumor size using endoscopy, comparing the scope diameter and opening diameter of biopsy forceps, or using measure forceps, is recommended. Additionally, it is necessary to confirm the histological subtype by biopsy before endoscopic treatment and to confirm the tumor size by histological examinations using a resected specimen after endoscopic treatment.

[1] Department of Gastrointestinal Oncology, Osaka International Cancer Institute, Osaka, Japan.

为了确定早期胃癌 EMR/ESD 绝对适应证病变的术前内镜诊断及存在的问题

——利用台状隆起表现通过常规色素内镜诊断早期胃癌的浸润深度

宮冈 正喜 [1]

八尾 建史

今村 健太郎 [2]

金光 高雄 [1]

大津 健圣 [2]

小野 阳一郎

久部 高司

植木 敏晴

小野 贵大 [3]

田边 宽

太田 敦子 [4]

原冈 诚司 [3]

二村 聪

岩下 明德 [3,5]

长浜 孝 [6]

摘要● 在本文中，就利用台状隆起表现，通过常规色素内镜诊断早期胃癌浸润深度的诊断标准、必要的观察条件、代表性病例的展示、局限性、治疗原则进行了阐释。台状隆起表现是在早期胃癌浸润深度诊断中利用单一标志的简便指标，若在本文中所描述的正确的观察条件下进行判定的话，具有很高的诊断能力。

关键词　台状隆起表现　早期胃癌　浸润深度诊断　胃壁充分伸展　皱襞集中

[1] 福冈大学筑紫病院内視鏡部　〒818–8502 筑紫野市俗明院1丁目1–1
　　E–mail : miyaoka1@fukuoka–u.ac.jp
[2] 同　消化器内科
[3] 同　病理部·病理诊断科
[4] 同　臨床検査部
[5] AII 病理画像研究所
[6] 長浜クリニック

前言

随着早期胃癌的内镜黏膜下剥离术（endoscopic submucosal dissection，ESD）的普及，内镜治疗的适应证范围大大扩展。为了确定早期胃癌内镜治疗的适应证，有必要通过内镜检查在术前诊断早期胃癌的浸润深度。早期胃癌的浸润深度诊断是为了确定治疗方法所必需的诊断，位于治疗选择流程的最上层。原则上，早期胃癌的浸润深度诊断是通过联合喷洒靛胭脂色素法的常规白光内镜观察（以下简称"常规白光观察"）进行的。通过常规白光观察难

以诊断时，可以利用超声内镜检查（endoscopic ultrasonography，EUS）作为辅助诊断。

具体来说，早期胃癌的浸润深度诊断是要鉴别黏膜内癌（cT1a）和黏膜下浸润癌（cT1b），而根据治疗的治愈性切除需要进行鉴别。另外，虽然通过术前内镜诊断被诊断为黏膜内癌的病变中包括 pT1b1（SM1，从黏膜肌层下缘测量的垂直浸润深度小于 500 μm），但鉴别这一点很难。因此，重要的是通过常规白光观察来判定 pT1b2（SM2，距黏膜肌层下缘 500 μm 以上）指标的表现。

作为 T1b2（SM2）的指标，据报道有皱襞

表1 仅使用台状隆起表现的浸润深度诊断能力（$n = 863$）

灵敏度	特异性	阳性预测率	阴性预测率	准确率
92.0%	97.7%	85.9%	98.8%	96.9%
（87.0% ~ 97.0%）	（96.7% ~ 98.8%）	（79.7% ~ 92.1%）	（98.0% ~ 99.6%）	（95.8% ~ 98.1%）

（ ）内表示95%置可信区间。
〔根据 "Nagahama T, et al. Diagnostic performance of conventional endoscopy in the identification of submucosal invasion by early gastric cancer：the "non-extension sign" as a simple diagnostic marker. Gastric Cancer 20：304–313, 2017" 制作〕

的粗细和融合、凹陷内隆起等各种各样的表现，但诊断能力和重现性不明显。因此，在本文中，将对在笔者工作单位所实践的、以T1b2（SM2）癌的台状隆起表现为指标的浸润深度诊断进行阐释。

T1b2（SM2）癌的台状隆起表现

1977年，八尾等首次在论文中以"病灶的台状隆起"报道了本表现，将其定义为："是指尽管病灶周围的胃壁充分且自然地伸展，但整个病灶或其一部分呈台状隆起的表现。"利用本表现的诊断法，虽然尚有通过实际临床上的多中心前瞻性试验进行有用性研究这一课题，但在单纯的指标这一点上，采用本指标的灵敏度和特异性已有英文论文报道，通过随机化比较试验等已经证明当学习并利用本表现时浸润深度诊断能力提高，优于其他的指标。

Nagahama等于2006年1月 — 2012年12月在本院诊断治疗的全部胃癌1,055个病变中，以连续的863例早期胃癌为对象，分析了台状隆起表现的诊断能力。其结果为，利用台状隆起表现的T1b2（SM2）的诊断能力为：灵敏度92.0%［95%置信区间（confidence interval，CI）87.0% ~ 97.0%］，特异性97.7%（95%CI 96.7% ~ 98.8%），阳性预测率85.9%（95%CI 79.7% ~ 92.1%），阴性预测率98.8%（95%CI 98.0% ~ 99.6%），准确率96.9%（95%CI 95.8% ~ 98.1%），具有较高的诊断能力（表1）。另外，在对重现性进行研究时结果显示，检查者间一致率和检查者内一致率分别为κ值 = 0.84（excellent）和κ值 = 0.82（excellent），在重现性方面也很好［未发表过的数据（unpublished data）］。

台状隆起表现的诊断标准和观察法

1. 诊断标准

在存在以下表现中的任何一种的情况下，判定为台状隆起表现阳性，将浸润深度判定为T1b2（SM2）以上。在未见以下任何表现的情况下，将浸润深度判定为T1a/T1b1（M/SM1）。另外，在判定有无台状隆起表现时，必须在后述的观察条件下进行内镜观察。

①病变部位本身呈台状隆起的表现（图1）。

②集中于病变部位的皱襞前端在病变部位隆起的表现（图2）。

2. 观察方法和观察条件

为了判定台状隆起表现的有无，原则上采用容易捕捉细微表现的靛胭脂染色的色素内镜（图3）。并且，必须满足后述的观察条件。当不满足观察条件①时为假阳性（读数过深），当不满足②~④时为假阴性（读数过浅）。

（1）空气量：胃壁充分伸展（图3）

进行充分的内镜送气，在胃壁充分伸展后进行观察。

胃壁充分伸展的指标是根据以下的内镜表现：①胃壁被充分伸展的结果，呈胃体部大弯的皱襞消失或平坦化的表现，并且/或②胃壁被充分伸展的结果，呈背景黏膜的血管可以清晰透见的表现。

（2）观察的距离：从远处进行观察（图3）

为了正确观察非癌黏膜和癌的伸展性的差

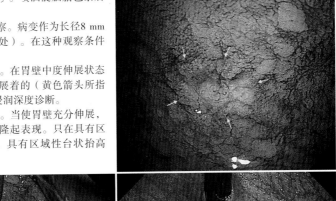

图1 台状隆起表现①：病变部本身呈台状隆起表现。胃体上部后壁的0-Ⅱc型样晚期胃癌〔T2（MP），分化型癌〕。喷洒靛胭脂色素后的常规内镜像（白光）

a 观察条件：胃壁中度伸展，正面像，近距观察。病变作为长径8 mm的不规则形凹陷性病变被辨识（黄色箭头所指处）。在这种观察条件下，不能进行正确的浸润深度诊断。

b 观察条件：胃壁中度伸展，斜向观察，全貌。在胃壁中度伸展状态下从倾斜方向进行观察，病变乍一看好像是伸展着的（黄色箭头所指处），但即使在这种条件下也不能进行正确的浸润深度诊断。

c 观察条件：胃壁充分伸展，斜向观察，全貌。当使胃壁充分伸展，从倾斜方向进行观察时，可正确判定有无台状隆起表现。只在具有区域性的僵硬、肥厚的黏膜下层深部浸润部位，具有区域性台状抬高（黄色箭头所指处）。台状隆起表现为阳性。

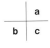

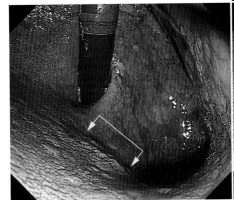
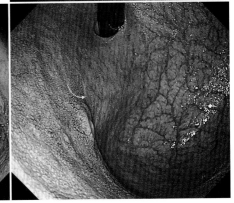

异，包括非癌黏膜在内通过远景进行观察。

（3）观察的角度：从斜方向进行观察（**图3**）

为了正确观察有无台状隆起表现，从斜方向（估计15～45°）进行观察。

（4）整体像

仔细观察包括背景黏膜在内的病灶的全貌（**图3**）。

T1b2（SM2）癌的台状隆起表现的成因

在早期胃癌患者中，当癌细胞浸润到黏膜下层时，由于浸润部位的癌细胞块和纤维化，黏膜下浸润部位具有区域性的僵硬和肥厚（**图4a**）。当通过内镜送气使胃壁充分伸展时，僵硬、肥厚的黏膜下浸润部位完全不伸展，而黏膜下浸润部位以外则伸展（**图4a**）。其结果为，只是在有区域性僵硬、肥厚的黏膜下浸润部位具有区域性的相对抬高，呈所谓的台状隆起表

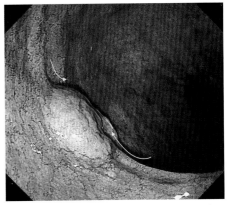

图2 台状隆起表现②：集中于病变的皱襞的前端在病变部隆起的表现。胃角部前壁的0-Ⅱa+Ⅱc型早期胃癌（T1b2，淋巴细胞浸润癌）。喷洒靛胭脂色素后的常规内镜像（白光）。观察条件：胃壁充分伸展，斜向观察，近距观察。被伸展的黏膜下浸润部位附近的黏膜，被抬高的黏膜下浸润部位所牵拉，伴有皱襞集中。因为集中的皱襞与呈台状抬高的黏膜下浸润部位表层相连续，因此集中的皱襞的前端被牵拉而隆起（黄色箭头所指处）。台状隆起表现为阳性

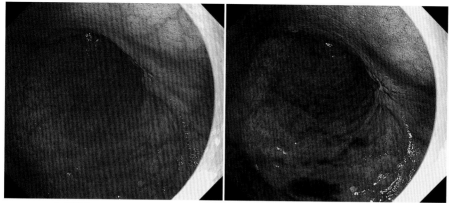

a　b

图3 观察法和观察条件。0-Ⅱc型早期胃癌（T1b2，未分化型癌）的内镜像。观察法：与喷洒靛胭脂色素前（a）相比，当采用喷洒靛胭脂色素法（b）时可通过提高黏膜表面结构的对比度，正确判定台状隆起表现。观察条件：a，b均为胃壁充分伸展的表现。胃壁充分伸展的指标是可以观察到胃体部大弯的皱襞消失，可透见血管。为了正确判定台状隆起表现，这样的观察条件是必要的

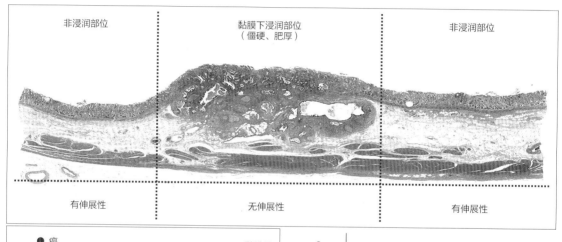

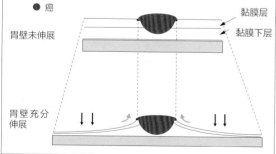

a

b

图4 早期胃癌T1b2（SM2）的台状隆起表现的成因

a 一直浸润到黏膜下深层的早期胃癌的实体显微镜像。在黏膜下浸润部位，由于癌组织块和纤维化而引起具有区域性的硬化、肥厚。也就是说，黏膜下浸润部位无伸展性，除此之外的胃黏膜伸展性良好。

b 上部，显示红色部分呈块状浸润于黏膜下的癌的断面，通过送气胃壁整体处于未伸展的状态。如下部所示，当通过送气使胃壁整体充分伸展时，胃壁很好伸展，但由于块状的SM浸润部位不伸展，因此相对地具有区域性呈台状隆起，周围的黏膜朝向隆起抬高（黄色箭头所指处）。这就是"台状隆起表现"的成因。

现（**图4b**）。黏膜下浸润部位近旁被伸展的黏膜，被抬高的黏膜下浸润部位所牵拉，伴有皱襞集中，而且因为集中的皱襞与台状抬高的黏膜下浸润部位表层相连续，所以集中的皱襞的前端在黏膜下浸润部位隆起。这就是台状隆起表现的成因。

根据在癌的黏膜下浸润部引起具区域性的僵化、肥厚的重要因素，即癌组织块的量和纤维化程度的不同，T1b2（SM2）的台状隆起表现的阳性率不同。关于具体的阳性率，据报道

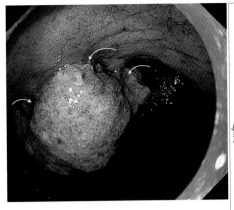

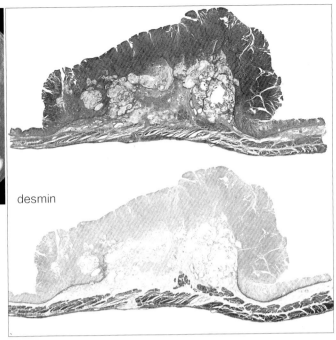

desmin

图5 隆起型T1b2（SM2）癌的台状隆起表现
a 靠近胃体下部小弯前壁的0-Ⅰ型早期胃癌（T1b2，分化型癌）。喷洒靛胭脂色素后的常规内镜像（白光）。观察条件：胃壁充分伸展，斜向观察，近距观察。通过送气使胃壁充分伸展，当观察包括癌、癌的起始部、背景黏膜在内的整体表现时，可以发现集中的皱襞的前端向癌方向隆起（黄色箭头所指处）。这是典型的隆起（0-Ⅰ）型早期胃癌T1b2（SM2）的台状隆起表现阳性的表现。
b ESD切除标本的实体显微镜像。为大量浸润于黏膜下深部（6,500 μm以上）的pT1b2（SM2）癌。在黏膜下浸润部位，癌伴有高度的黏液变性。

当黏膜下浸润部位的深度在 500 μm 以下时为 0%，600～1,500 μm 时为 67.7%，超过 1,600 μm 时为 100%。另外，除黏膜下浸润部位的深度外，也与水平方向的距离（宽度）有关，据报道在黏膜下浸润部位的深度在 600～1,500 μm 的病变中，黏膜下浸润部位的水平方向的距离小于 2,500 μm 时阳性率为 0，2,500 μm 以上时阳性率为 84.0%。

浸润深度诊断的实际

1. 隆起型T1b2（SM2）癌

不论肉眼分型如何，台状隆起表现作为 T1b2（SM2）癌的指标都是有用的。虽然以往隆起型病变的浸润深度诊断是困难的，但对于隆起型病变根据 T1b2（SM2）的台状隆起表现进行诊断也有用（**图5**）。

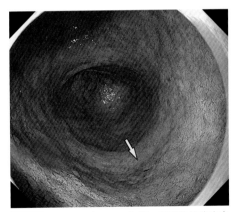

图6 T1a/T1b1（M/SM1）癌，无消化性溃疡合并（UL0）的台状隆起表现。前庭部大弯的表面隆起（0-Ⅱa）型早期胃癌（T1a，分化型癌）。喷洒靛胭脂色素后的常规内镜像（白光）。观察条件：胃壁充分伸展，斜向观察，全貌。当通过送气使胃壁充分伸展时，伴随着胃壁整体的充分伸展，隆起的高度变低，病变本身的长径变大，伸展良好。也就是说，台状隆起表现为阴性（黄色箭头所指处）

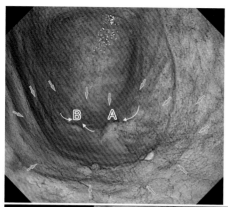

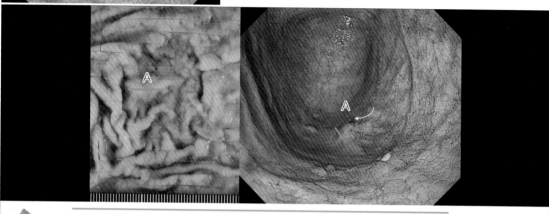

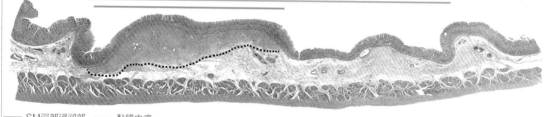

SM深部浸润部 —— 黏膜内癌

a

图7 病变的大部分是T1a/T1b1（M/SM1）癌，病变的一部分是浸润于黏膜下深部的T1b2（SM2）癌的台状隆起表现

b

a 胃体下部大弯的0-Ⅱc型早期胃癌（T1b2，分化型癌）。喷洒靛胭脂色素后的常规内镜像（白光）。观察条件：胃壁充分伸展，斜向观察，全貌。在胃体下部大弯存在约50 mm大的0-Ⅱc型早期胃癌。绿色箭头所指处表示癌的浸润范围。仔细观察的话，病变的大部分伸展良好，但是可以捕捉到在病变内有2处（A及B），在狭小的范围内具有区域性隆起的部分，并伴有周围黏膜向隆起部抬高的表现（黄色箭头所指处）。也就是说，台状隆起表现为阳性，可诊断为在癌灶内的一部分伴有黏膜下深部浸润。

b 外科切除标本与内镜像、实体显微镜像的对比。与台状隆起表现阳性的部位A一致，病理组织学上可以证明存在距黏膜肌层下缘2,000 μm（pT1b2）浸润于黏膜下层的癌（绿线、黑色虚线所标示处）。虽然在图中未显示，但在部位B也存在浸润于1,500 μm（pT1b2）黏膜下层的癌。

2. T1a/T1b1（M/SM1）癌，无消化性溃疡合并（UL0）

浸润深度为黏膜内（T1a）或距离黏膜肌层下缘的深度小于500 μm的黏膜下浸润（T1a/T1b1）癌，不论肉眼分型如何，台状隆起表现为阴性（**图6**）。

3. 病变的大部分是T1a/T1b1（M/SM1）癌，病变的一部分是黏膜下浸润的T1b2（SM2）癌

当胃壁未被充分伸展时，在一部分病变中不能判定浸润于黏膜下深部的表现，但通过胃壁充分伸展，黏膜内癌部位平坦化，直径变大。

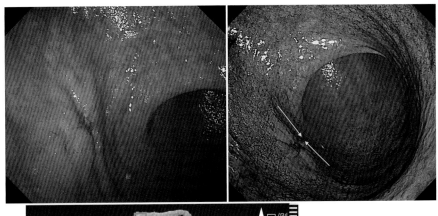

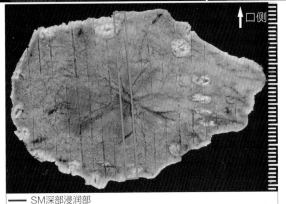

口側

—— SM深部浸润部

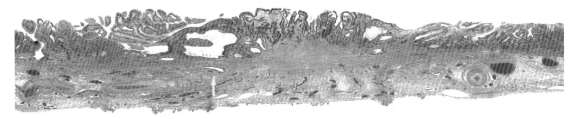

desmin

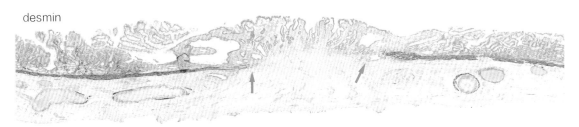

a	b
	c

图8 T1a/T1b1（M/SM1）癌，合并有消化性溃疡（UL1）的台状隆起表现

a 胃体下部前壁的0-Ⅱa+Ⅱc型早期胃癌（T1b1，分化型癌）。常规内镜像（白光）。观察条件：胃壁中度伸展，斜向观察，远距观察。为伴有皱襞集中的0-Ⅱa+Ⅱc型早期胃癌，在中度伸展的状态下，见有皱襞集中和病变边缘的平缓的隆起，其中心附着有白苔，提示UL的存在。

b 喷洒靛胭脂色素后的常规内镜像（白光）。观察条件：胃壁充分伸展，斜向观察，远距观察。在该观察条件下，皱襞呈直线性一点集中的表现，未见前端的抬高（黄色箭头所指处）。因此，判定台状隆起表现为阴性，可正确诊断浸润深度，为T1a/T1b1（M/SM1）癌。

c ESD切除标本的肉眼表现及组织病理像。切除标本包括黏膜集中部位，以2 mm的间隔进行切割。在实体显微镜像（切除标本的绿框部分切片的组织病理像）中，癌组织见有185 μm（pT1b1）的黏膜下浸润（黄色箭头所指处）。在切片中央部分的黏膜下层伴有纤维化灶。在采用抗desmin抗体的免疫组织化学染色中，在溃疡瘢痕部位黏膜肌层断裂（绿色箭头所指处），可以判定为Ul-Ⅱs的状态。

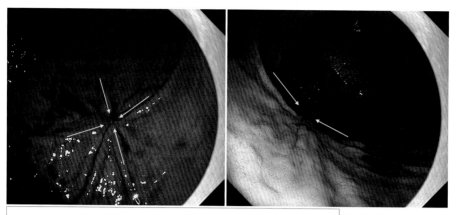

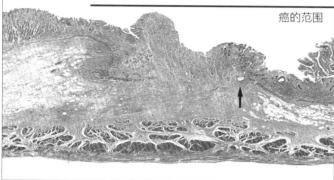

癌的范围

a | b
―――
c

图9 T1a/T1b1（M/SM1）癌和T1b2（SM2）癌的台状隆起表现的不同

a~c 台状隆起表现阴性。胃体中部大弯的0-Ⅱc型早期胃癌（T1b1，未分化型占优势的组织混合型胃癌）。

a 喷洒靛胭脂色素后的常规内镜像（白光）。观察条件：胃壁中度伸展，正面像，远距观察。病变周围的皱襞呈直线性一点集中的表现（黄色箭头所指处）。

b 观察条件：胃壁充分伸展，斜向观察。未见皱襞的前端抬高（黄色箭头所指处），台状隆起表现判定为阴性，可正确诊断浸润深度，为T1a/T1b1（M/SM1）癌。

c 外科切除标本的实体显微镜像。癌组织浸润至黏膜下层约250 μm（pT1b1）（红色箭头所指处）。在切片中央部位的黏膜下层见有纤维化灶，但从该部位向边缘的纤维化程度逐渐减弱。

另一方面，局部性浸润的部位具有一定的区域性台状抬高，周围的黏膜也被牵拉向着隆起抬高。为了捕捉到通过胃壁充分伸展而变得明显的极小部分的台状隆起表现，需要认真仔细地观察（**图7**）。

4. T1a /T1b1（M /SM1）癌，合并消化性溃疡（UL1）

过去一直认为当合并消化性溃疡时浸润深度的诊断很难，但如果能通过满足适当观察条件的内镜观察，正确判定有无台状隆起表现，就可以进行早期胃癌的浸润深度诊断（**图8**）。

T1a/T1b1（M/SM1）癌（UL1）和T1b2（SM2）癌虽然都伴有皱襞集中，但也有不同，可概括为下面的几点：由消化性溃疡引起的皱襞集中，集中点为一点（一点集中）；另一方面，黏膜下浸润引起的皱襞集中，集中点不能确定在一个点上，而是呈现出多个集中点（多点集中）。另外，由消化性溃疡引起的皱襞集中，未见皱襞前端部位抬高；但由黏膜下浸润引起的皱襞集中，被区域性的隆起所牵拉，见有皱襞前端部位的抬高（**图9**）。

5. T1b2（SM2）癌，合并有消化性溃疡（UL1）

在T1b2（SM2）癌合并消化性溃疡的情况下，台状隆起表现的有无，是因溃疡瘢痕引起的深于黏膜下层的纤维化程度和浸润于黏膜下层的

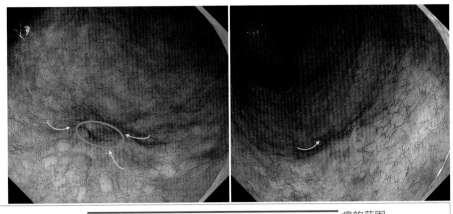

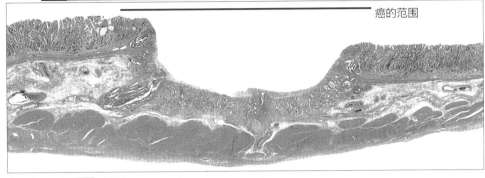

癌的范围

d | e
f | 图9 （续）

d~f 台状隆起表现阳性。胃角部大弯的0-Ⅱc型早期胃癌（T1b2，分化型癌）。

d 喷洒靛胭脂色素后的常规内镜像（白光）。观察条件：胃壁中度伸展，斜向观察。病变周围的皱襞向具有区域性的部位（绿色圆圈部）多点集中（黄色箭头所指处）。在该观察条件下不能判定台状隆起表现的有无。

e 观察条件：胃壁充分伸展，斜向观察。集中的皱襞朝向该区域，且皱襞的前端部分见有抬高状（黄色箭头所指处），台状隆起表现判定为阳性。可以正确诊断浸润深度，为T1b2（SM2）癌。

f 外科切除标本的实体显微镜像。见有癌组织的2,000 μm（pT1b2）的黏膜下浸润。

癌组织块的量（深度和宽度）的不同而有所不同。具体而言，在由于癌组织块的量多而产生的具有区域性的僵化程度比纤维化引起的僵化程度严重的情况下，台状隆起表现容易出现，反之则不易出现（**图10**，**图11**）。

将台状隆起表现用作指标的浸润深度诊断的局限性

Nagahama 等报道了以 T1b2（SM2）癌为对象的判断过浅误诊病例的特征，并与正确病例进行了比较（**表2**）。根据该报道，在黏膜下浸润距离距黏膜肌层 500 ~ 999 μm 的病变，有很多病例中被判定为台状隆起表现阴性，未能正确诊断为 T1b2（SM2）癌。在临床现场，在术前诊断为 T1a/T1b1（M/SM1）癌的基础上，施行内镜治疗的病例中，包括根据其切除标本的组织病理学检查被判断为治愈性低，从而追加外科切除的病例。

此外，Nagahama 等还报道了以 T1a/T1b1（M/SM1）癌为对象的判断过深误诊病例的特征，并与正确病例进行了比较（**表3**）。根据该报道，在合并消化性溃疡的病例中，判断过深误诊病例较多。如前所述，因为消化性溃疡是通过深于黏膜下层的纤维化而僵硬，当不能使胃壁充分伸展时，就会被判定为台状隆起表现阳性，有时会将 T1a/T1b1（M/SM1）癌误诊

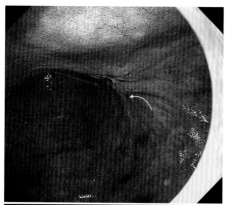

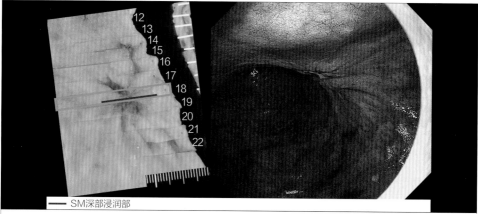

——SM深部浸润部

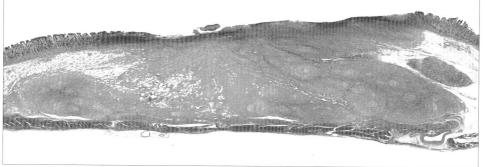

a

b

图10 T1b2（SM2）癌，合并有消化性溃疡（UL1）的台状隆起表现阳性病例

a 胃体上部后壁的0-Ⅱc型早期胃癌（T1b2，未分化型癌）。喷洒靛胭脂色素后的常规内镜像（白光）。观察条件：胃壁充分伸展，斜向观察。当从倾斜方向观察病变时，小弯侧的皱襞呈直线性，未见前端的抬高（红色箭头所指处）；但病变的大弯侧部分伴有区域性抬高，集中于该部的皱襞前端抬高（黄色箭头所指处）。根据以上表现，病变大弯侧的台状隆起表现为阳性，在该部位癌浸润于黏膜下深部；小弯侧的病变部位诊断为合并消化性溃疡的止于黏膜内的癌。

b 外科切除标本和内镜像的对比、实体显微镜像（切除标本的绿框部切片的组织病理像）。在内镜表现上，在与台状隆起表现一致的大弯侧的区域，见有黏膜下深部浸润的癌灶和大范围的纤维化（pT1b2，4,500 μm 的黏膜下浸润）。即使有溃疡瘢痕引起的纤维化，如果浸润于黏膜下的癌组织块的量大，就可以理解为台状隆起表现出现。

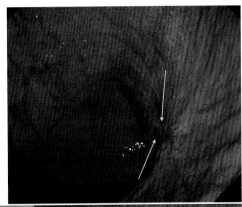

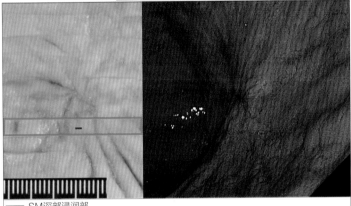

— SM深部浸润部

图11 T1b2（SM2）癌，合并有消化性溃疡（UL1）的台状隆起表现阴性病例

a 胃体中部后壁的0-Ⅱc型早期胃癌（T1b2，未分化型癌）。喷洒靛胭脂色素后的常规内镜像（白光）。观察条件：胃壁充分伸展，斜向观察。病变是伴有皱襞集中的不规则形的凹陷性病变。在胃壁充分伸展的条件下，未见具有一定区域性的抬高的部分，集中的皱襞呈一点集中（黄色箭头所指处），为直线性，未见前端的抬高。也就是说，台状隆起表现为阴性。

b 外科切除标本和内镜像的对比、实体显微镜像。伴有达固有肌层的纤维化。在用黑色虚线表示的部位见有黏膜下浸润（T1b2，800 μm的黏膜下浸润），并伴有多处的淋巴管侵袭。进行详细的对比，在确定内镜像的黏膜下浸润部位后，再重新审视图像也不能捕捉到台状隆起表现。如实体显微镜像所示，浸润于黏膜下的癌的量很少，认为只出现了严重纤维化所引起的内镜表现。这样的病例属于用台状隆起表现进行浸润深度诊断的局限性病例。

表2 T1b2（SM2）判断过浅误诊病例的特征（$n = 121$）

	台状隆起表现正确组 （$n=104$）	台状隆起表现假阴性组 （$n=17$）	P值
肿瘤直径（mm）			
≤10	9	1	0.575
11～20	21	1	0.156
≥21	74	15	0.139
肉眼分型			
隆起型	34	3	0.266
平坦型/凹陷型	70	14	0.266
溃疡合并			
有	14	5	0.094
无	90	12	0.094
病变部位			
U区	16	4	0.480
M区	52	10	0.604
L区	34	3	0.266
残胃	2	0	1.000
组织型			
分化型	70	12	1.000
未分化型	34	5	1.000
癌的黏膜下浸润距离（μm）			
500～999	22	12	<0.001
1,000～1,999	36	2	0.089
≥2,000	46	3	0.060

Fischer's exact probability test，χ^2 test.
〔转载自"Nagahama T, et al. Diagnostic performance of conventional endoscopy in the identification of submucosal invasion by early gastric cancer：the "non-extension sign" as a simple diagnostic marker. Gastric Cancer 20：304-313，2017"，有改动〕

为 T1b2（SM2）癌。这种判断过深的误诊，将原本有可能通过内镜治疗而治愈的病变进行外科切除，导致过度治疗。因此，在合并消化性溃疡的病例中，对于判定为台状隆起表现阳性的病变，最好追加 EUS 等检查，或者是在可信度较低时，首先通过内镜进行治疗性诊断。

通过内镜检查进行的浸润深度诊断及治疗选择的流程

Nagahama 等报道了以台状隆起表现为指标的浸润深度诊断能力，阴性预测率为 98.8%（**表 1**）。作为笔者所在医院的治疗选择的流程，在通过色素内镜检查，台状隆起表现为阴性，具有高可信度诊断为浸润深度 T1a/T1b1（M/SM1）癌的情况下，省略 EUS 等其他检查，施行内镜治疗。在可信度低的情况下，可联合使用 EUS 等其他检查。另一方面，据报道阳性预测率为 85.9%。在本院为了极力避免过度治疗，联合使用 EUS 等其他检查，慎重确定治疗方式；在可信度低的情况下，首先施行内镜治疗，根据切除标本的组织病理学诊断进行正确的浸润深度诊断，确定追加外科切除的适应证（**图12**）。

表3 T1a /T1b1（M /SM1）读数过深误诊病例的特征（*n* = 742）

	台状隆起表现正诊组 （*n*=733）	台状隆起表现假阳性组 （*n*=9）	*P* 值
肿瘤直径（mm）			
≤10	256	0	0.028
11～20	244	2	0.381
≥21	233	7	0.007
肉眼分型			
隆起型	267	5	0.300
平坦型/凹陷型	466	4	0.300
溃疡合并			
有	104	5	0.005
无	629	4	0.005
病变部位			
U区	89	1	0.700
M区	359	6	0.237
L区	274	2	0.287
残胃	11	0	1.000
组织型			
分化型	638	7	0.335
未分化型	95	2	0.335

Fischer's exact probability test.
〔转载自 "Nagahama T, et al. Diagnostic performance of conventional endoscopy in the identification of submucosal invasion by early gastric cancer: the "non-extension sign" as a simple diagnostic marker. Gastric Cancer 20: 304–313, 2017"，有改动〕

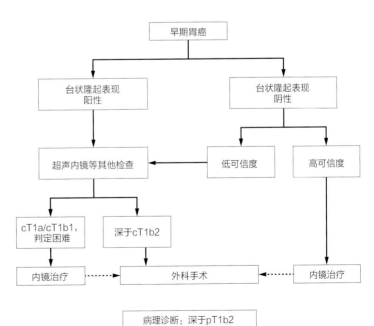

图12 从利用台状隆起表现的浸润深度诊断来判断的治疗选择的流程图

结束语

　　在本文中阐释了利用台状隆起表现为指标的早期胃癌浸润深度的诊断方法。虽然尚存在实际临床上通过多中心前瞻性试验研究该表现的有用性这一课题，但作为单纯的指标，具有较高的阴性预测率和较高的重现性。众所周知，为了确定早期胃癌的治疗方针，浸润深度诊断是处于治疗选择流程的最上层位置，因此笔者迫切希望以该表现为浸润深度的指标诊断方法能够得到广泛普及，贡献于早期胃癌患者的正确的术前诊断，以此为基础确定适当的治疗方式。

参考文献

[1] 八尾建史, 上堂文也, 鎌田智有, 他. 早期胃癌の内視鏡診断ガイドライン. Gastroenterol Endosc 61:1283-1319, 2019.
[2] 日本胃癌学会(編). 胃癌治療ガイドライン, 第5版. 金原出版, 2018.
[3] 八尾恒良, 田邉寛, 長浜孝, 他. 胃の陥凹型SM癌の病理組織構築と対比した内視鏡所見—pSM2癌診断のための観察方法と診断限界. 胃と腸 43:1109-1125, 2008.
[4] Nagahama T, Yao K, Imamura K, et al. Diagnostic performance of conventional endoscopy in the identification of submucosal invasion by early gastric cancer：the "non-extension sign" as a simple diagnostic marker. Gastric Cancer 20:304-313, 2017.
[5] 海崎泰治, 宮永太門, 道傳研司, 他. 病理からみた早期胃癌の深達度診断. 胃と腸 50:583-591, 2015.
[6] 松浦倫子, 飯石浩康, 上堂文也, 他. 早期胃癌の深達度診断—通常内視鏡診断. 胃と腸 50:603-615, 2015.
[7] 尹錦鉉, 小田一郎, 鈴木晴久, 他. 胃癌に対する深達度診断の現状. 日消誌 106:1603-1609, 2009.
[8] 光永篤, 村田洋子, 長廻紘, 他. 内視鏡によるm・sm胃癌の鑑別. 胃と腸 27:1151-1166, 1992.
[9] 山下聡, 布袋屋修, 貝瀬満, 他. 通常内視鏡による早期胃癌の深達度診断. 消内視鏡 24:519-523, 2012.
[10]阿部清一郎, 小田一郎, 眞一まこも, 他. 通常・色素内視鏡による早期胃癌深達度診断—組織型別検討を中心に. 胃と腸 49:47-54, 2014.
[11]Sano T, Okuyama Y, Kobori O, et al. Early gastric cancer. Endoscopic diagnosis of depth of invasion. Dig Dis Sci 35: 1340-1344, 1990.
[12]Choi J, Kim SG, Im JP, et al. Comparison of endoscopic ultrasonography and conventional endoscopy for prediction of depth of tumor invasion in early gastric cancer. Endoscopy 42:705-713, 2010.
[13]Abe S, Oda I, Shimazu T, et al. Depth-predicting score for differentiated early gastric cancer. Gastric Cancer 14:35-40, 2011.
[14]Tsujii Y, Kato M, Inoue T, et al. Integrated diagnostic strategy for the invasion depth of early gastric cancer by conventional endoscopy and EUS. Gastrointest Endosc 82:452-459, 2015.
[15]八尾恒良, 大串秀明. 病理組織構築よりみた深達度診断の問題点. 胃と腸 12:1157-1173, 1977.
[16]長浜孝, 小島俊樹, 中馬健太, 他. 通常内視鏡画像の成り立ち—早期胃癌における伸展不良所見の成り立ち. 胃と腸 53:1252-1259, 2018.
[17]Kato M, Uedo N, Nagahama T, et al. Self-study of the non-extension sign in an e-learning program improves diagnostic accuracy of invasion depth of early gastric cancer. Endosc Int Open 7:E871-882, 2019.
[18]Takeda T, So S, Sakurai T, et al. Learning effect of diagnosing depth of invasion using non-extension sign in early gastric cancer. Digestion 101:191-197, 2020.

Summary

Diagnosis of the Depth of Invasion of Early Gastric Cancer by Conventional Endoscopy Using the Non-extension Sign（NES）

Masaki Miyaoka[1], Kenshi Yao[1],
Kentaro Imamura[2], Takao Kanemitsu[1],
Kensei Ohtsu[2], Yoichiro Ono,
Takashi Hisabe, Toshiharu Ueki,
Takahiro Ono[3], Hiroshi Tanabe,
Atsuko Ota[4], Seiji Haraoka[3],
Satoshi Nimura, Akinori Iwashita[3, 5],
Takashi Nagahama[6]

　　We discussed the diagnostic criteria, necessary conditions for observation, presentation of representative cases, limitations, and treatment algorithm for the diagnosis of the depth of invasion of early gastric cancer by conventional endoscopy using the NES (non-extension sign). NES is a simple and convenient index based on a single marker for the depth of invasion of early gastric cancer. It demonstrates high diagnostic performance under optimal conditions for observation, as described in this article.

[1]Department of Endoscopy, Fukuoka University Chikushi Hospital, Chikushino, Japan.
[2]Department of Gastroenterology, Fukuoka University Chikushi Hospital, Chikushino, Japan.
[3]Department of Pathology, Fukuoka University Chikushi Hospital, Chikushino, Japan.
[4]Department of Clinical Laboratory, Fukuoka University Chikushi Hospital, Chikushino, Japan.
[5]AII Pathological Image Institute, Ogoori, Japan.
[6]Nagahama GIE Clinic, Fukuoka, Japan.

为了确定早期胃癌 EMR/ESD 绝对适应证病变的术前内镜诊断及存在的问题

——浸润深度诊断——超声内镜检查（EUS）

辻井 芳树 [1]
林 义人
加藤 元彦 [2]
井上 拓也 [3]
吉井 俊辅 [1]
坂谷 彰彦
井上 贵功
上间 辽太郎
加藤 穣
齐木 浩二
中川 健太郎
木村 瑛司
新崎 信一郎
饭岛 英树
竹原 彻郎

摘要● 虽然在早期胃癌的浸润深度诊断上超声内镜检查（EUS）是有用的，但是对于其是否有超过常规内镜检查（CE）的效果还有很多不明之处。在笔者等以治疗前详细检查病例为对象的研究中，依据简便的诊断标准的CE的准确率与EUS之间无显著性差异，尽管在黏膜内癌的准确率超过90%，但在深部浸润癌仅为65%。另一方面，在CE中判断过深的黏膜内癌的约六成在EUS中为正诊。因此，只对在CE中怀疑为深部浸润的病例适用EUS诊断，当把CE和EUS结合起来时，与通过CE单独或EUS单独的诊断相比，准确率明显提高。据此，提示黏膜内癌通过CE诊断，只对怀疑为深部浸润的病变施行EUS的方法可以高效地进行正确的诊断。笔者认为EUS的附加价值是有限的，有必要在理解其特性、明确其作用的基础上用于诊断。

关键词 早期胃癌 浸润深度诊断 超声内镜检查 常规内镜 追加效果

[1] 大阪大学大学院医学系研究科消化器内科学 〒 565-0871 吹田市山田丘 2-2
E-mail：yoshikitsujii1977@gh.med.osaka-u.ac.jp
[2] 慶應義塾大学医学部消化器内科
[3] 大阪急性期・総合医療センター消化器内科

前言

对于早期胃癌，为了选择适当的治疗手段，有必要在治疗前正确诊断浸润深度。常规内镜检查（conventional endoscopy，CE）和超声内镜检查（endoscopic ULtrasonography，EUS）均被认为对浸润深度的诊断有用，关于其特征和准确率迄今已有大量报道。可是，CE虽然简便，但有时带有主观性，对于诊断来说需要经验。另一方面，EUS虽然可以通过扫描层次结构进行客观评价，但对于检查来说需要额外的时间和劳力，而且因病变的所在位置和性状等条件不同，有时很难进行评价，在扫查不良时根本无法诊断。因此，在这两者各有其优缺点。

由于仅通过 CE 即可轻易预测浸润深度的早期胃癌病例较多，当考虑到患者的负担时，对全部病例均施行 EUS 是低效益的，而关于在实际临床上的最佳程序（对什么样的病例应该施行 EUS）尚不明确，关于 EUS 的追加效果现在仍有许多不明之处。EUS 是很早以前就有的方法，用于浸润深度评价的分类也早有讨论并已被确立，但随着诊断技术的进步和内镜黏膜下剥离术（endoscopic submucosal dissection，ESD）的普及，其作用和定位也变得稍有不同。

在本文中，关于在早期胃癌浸润深度诊断方面的 EUS，除了实际的诊断方法以外，对 EUS 的特性和根据与 CE 之间相比较的附加价值，以以前所报道的研究内容为中心进行概述，并提及今后的可能性和存在的问题。

EUS浸润深度诊断的实际

虽然 EUS 设备大致被分为专用机型和小探头，但在早期胃癌的浸润深度诊断方面，在浅层具有更好的空间分辨率，用不太受病变部位制约的小探头大多就足够了。Choi 等报道，与纵轴专用机相比，小探头的浸润深度准确率显著增高（59.6% vs 79.5%，$P < 0.001$）。笔者等也主要使用 20 MHz 小探头，在高度较高的病变等导致光束衰减时，适当使用 12 MHz 探头。

具体步骤是向胃内注入脱气水，在使胃壁伸展的同时，尽量保持内镜使探头相对于胃壁呈水平，并调整光束使其垂直于病变。探头不要过于按压到胃壁上，通过保持一定的距离，努力扫查出胃壁5层结构分离良好的图像。

笔者等以长南等提出的分类为基础进行了诊断。即：对于不伴有 UL 的病变，根据相当于黏膜下层的第3层的变薄以及癌灶下缘的不规则或凸状变化的有无进行诊断；对于合并 UL 的病变，在辨识第3层的两侧对称性缩窄表现的基础上，根据癌灶的内外型肥厚的有无进行诊断（**图1**）。

EUS的优缺点

关于 EUS 的准确率，Mouri 等报道，在 235 例的研究中，通过 EUS 诊断为黏膜内癌（浸润深度 cT1a-M）的病变，有 92% 在组织病理学上为 M-SM1；通过 EUS 诊断为有黏膜下浸润（浸润深度 cT1b-SM）的病变，有 91% 为深于 pSM2，EUS 的诊断效果良好。另外，广岛大学的同一研究小组在 2020 年报道，作为 1,598

例的大规模数据，前者为 97%，后者为 79%，说明了在 ESD 之前通过 EUS 进行浸润深度评估的重要性。虽然 EUS 有浸润深度判断过深误诊较多的趋势，但另一方面其具有对 SM 癌的高度特异性，即通过 EUS 诊断为 M 癌的情况下，是 M 癌的可能性非常高，这被认为是优点之一。

作为 EUS 误诊的因素，常被论及的有：①未分化癌；② UL 并存病变；③肿瘤长径大的病变；④ U 区的病变等。关于其中的①未分化癌，与多为肿瘤细胞形成一块而浸润的分化型相比，由于未分化癌是分散样稀疏浸润，在初期很难明确最深部；关于② UL 并存病变，常常难以判别肿瘤浸润和溃疡变化或纤维化；关于③肿瘤长径大的病变，无死角地扫查整个病变和确定最深部会逐渐变得困难；关于④ U 区的病变，扫查困难病例的比例增高。据推测，上面分别是引起误诊的原因。关于④ U 区的病变，在从胃穹隆部、幽门胃前庭部、前庭部至胃角部的小弯侧等也经常会有扫查不良的病例，而实际上笔者等的研究小组也报道，肿瘤直径和 U 区是 EUS 误诊的主要因素，对于 EUS 正诊来说，根据高质量图像的评估是不可缺少的。

与CE之间的比较

随着影像诊断技术的进步和经验的积累，通过 CE 的浸润深度诊断的水平也在不断提高。在 Choi 等报道的以 955 例早期胃癌患者为对象的前瞻性研究中，与 EUS 的准确率 67.4% 相比，CE 的准确率为 73.7%，明显提高。另外，Abe 等报道，在早期胃癌 853 个病变的 CE 表现的研究中，"肿瘤径 30 mm 以上""黏膜下肿瘤（submucosal tumor，SMT）样的边缘隆起""明显的发红""凹凸不整"的表现与深部浸润明显相关，根据前者 2 个为 2 分、后者 2 个为 1 分的深度预测分数（depth predicting score）3 分以上作为深部浸润癌的标准，CE 准确率提高到了 93%。近年来，很早以前被作为"台状抬高"被辨识的"非伸展征（non-extension sign）"表现作为具有组织病理学依据的评估尺度被重

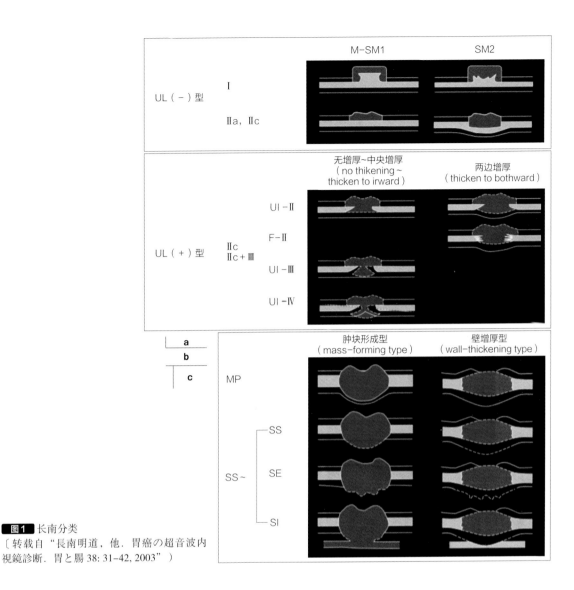

图1 长南分类
〔转载自"長南明道，他. 胃癌の超音波内視鏡診断. 胃と腸 38: 31-42, 2003"〕

新审视，再次显示出非常高的诊断率。在这些关于 CE 诊断的论文中，也有人认为对于成为内镜治疗对象的早期胃癌的浸润深度诊断仅凭 CE 就足够了，有轻视 EUS 的必要性的风潮。

在 CE 和 EUS 的准确率比较方面，作为显示 EUS 优势的论文，尽管对于全部 273 个病变为 CE 78.8% vs EUS 83.9%，二者间无显著性差异（$P = 0.12$），但据报道，对于凹凸不整和皱襞变化、肿瘤长径超过 20 mm、伴有 UL 的病变，EUS 是有用的，与前述的关于误诊因素的文献的研究结果是相反的。另外，2019 年 Kim 等报道，在以 345 例早期胃癌为对象的 EUS 研究中，以有无黏膜下拱形变化为标准的深部浸润癌的准确率为 83.5%，明显高于 CE 的 62.0%。

CE和EUS的组合诊断

笔者等报道，以在笔者所在医院 2007 年 4 月—2012 年 3 月进行治疗前内镜详细检查的 230 例早期胃癌为对象，回顾性比较研究了 CE 和 EUS 的诊断能力。由 3 名内镜医生（A、B、C）按照 CE、EUS 的顺序分别重新审视了所记录的静止图像，进行浸润深度的诊断。在 CE 诊断中，除了肿瘤径 30 mm 以上或小于 30 mm 这一项目之外，还判定了包括此前一直被报道

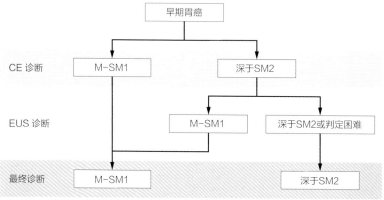

图2 组合了CE和EUS的浸润深度诊断流程图

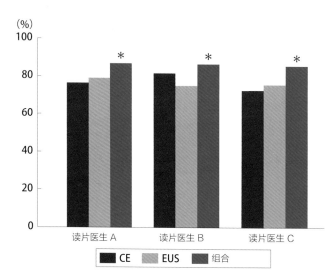

图3 通过CE、EUS和二者组合诊断的准确率的比较

*: $P < 0.01$,麦克内马尔试验(Mcnemar's test)。
〔转载自"Tsujii Y, et al. Integrated diagnostic strategy for the invasion depth of early gastric cancer by conventional endoscopy and EUS. Gastrointest Endosc 82:452-459, 2015",部分有改变〕

在深部浸润癌特征性的凹陷内隆起在内的凹凸不整、SMT样的边缘隆起、皱襞的肥大和皱襞的融合的有无。

首先,当以内镜医生A的读片结果为基础,对在深部浸润癌所观察到的表现进行单变量分析时,肿瘤大小和凹凸不整、SMT样的边缘隆起表现为相关因素;当对这些因素进行多变量分析时,判明"凹凸不整"和"SMT样的边缘隆起"表现为独立因素,与深部浸润相关。因此,当把在CE中无论见有这两种表现的哪一个都设定为深部浸润癌的诊断标准时,准确率方面CE为75%~81%,EUS为75%~79%,3名内镜医生几乎有同等程度的准确率,CE和EUS之间准确率未见有明显差异。另外,提示在CE中只根据有无"凹凸不整"和"SMT样的边缘

隆起"这两种表现的有无这一诊断标准,可以得到与EUS同等程度的准确率和诊断一致率。

其次,为了理解CE和EUS这两种方法的特性,当分析在CE中诊断为M-SM1或深于SM2的病变在EUS中如何诊断时,我们得知,在CE中诊断为M-SM1的病变有93%(165个病变中的153个病变)为pM-SM1;另一方面,即便在CE中诊断为深于SM2的病变,如果在EUS中诊断为M-SM1的话,有62%(42个病变中的26个病变)为pM-SM1。

根据这些结果,如果在CE中诊断为M-SM1,则省略EUS,诊断为M-SM1。只对在CE中诊断为深于SM2的病变施行EUS,如果在EUS中诊断为M-SM1,最终诊断也为M-SM1;如果在EUS中为深于SM2或者无法

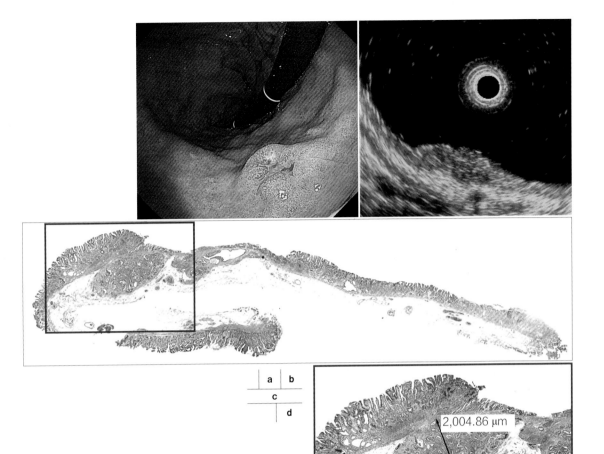

图4 ［病例1］胃体下部后壁的15 mm大的0-Ⅱa+Ⅱc型病变
a 常规内镜像。
b EUS像。
c 实体显微镜像。
d c的红框部放大像。

2,004.86 μm
450.53 μm

评估的情况下，当假定诊断为深于 SM2 的流程（**图2**）时，通过 CE 和 EUS 组合的诊断与 CE 单独相比准确率明显提高，无论哪位读片医生均有 5% ~ 10% 的准确率提高效果，所有的读片医生准确率均超过了 85%（**图3**）。

基于以上结果和分析，笔者认为，基于简便的诊断标准的 CE 对浸润深度的诊断是有用的；虽然在 CE 中被诊断为黏膜内癌的情况下，通过 EUS 的附加效果较小，但 EUS 对于校正在 CE 中浸润深度判断过深的病例是有效的。

病例

［**病例1，图4**］ 胃体下部后壁的 15 mm 大的 0-Ⅱa+Ⅱc 型病变。在 CE 中见有边缘的 SMT 样隆起、台状抬高，怀疑是 SM 浸润癌。在 EUS 中也扫查出癌灶下缘的凸状变化。施行诊断性 ESD 的结果，在组织病理学上见有浸润于黏膜下的高分化 ~ 中分化管状腺癌，浸润深度为 pT1b（SM2 2,000 μm）。

［**病例2，图5**］ 靠近前庭部大弯前壁的 25 mm 大的 0-Ⅱc 型病变。表面略呈凹凸不整，在 CE 中怀疑是 SM 浸润癌。在 EUS 中保持第 3 层结构，未见明显的 SM 浸润的表现。当通

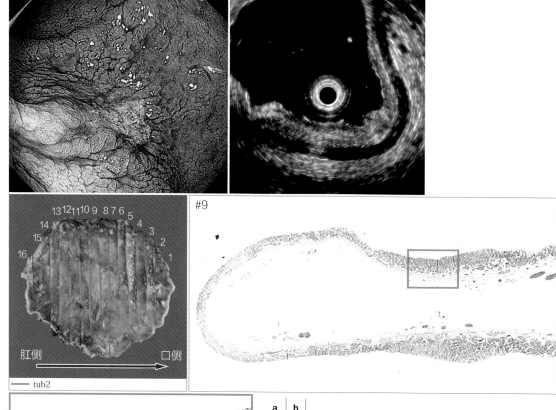

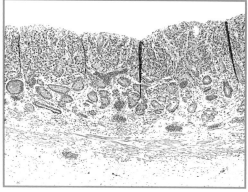

图5 [病例2] 靠近前庭部大弯前壁的25 mm大的0-Ⅱc型病变
a 靛胭脂染色像。
b EUS像。
c 切除标本。切片9的右侧（口侧）的组织病理像如d所示。
d 实体显微镜像。
e d的绿框部放大像。

过 ESD 整块切除时，见有手牵手、横向进展型的异型腺管增生的中分化管状腺癌的表现，诊 断 为 pT1a（M）、tub2、UL0、Ly0、V0、pHM0、pVM0。

[**病例3，图6**] 胃体下部~胃角部前壁小弯的 30 mm 大的 0-Ⅱa 型病变。在 CE 中病变中央有略发红的结节状隆起，凹凸不整表现为阳性，怀疑为该部位的 SM 浸润。在 EUS 中在该部位也发现第 3 层结构变薄（**图6b**，黄

色箭头所指处），诊断为 SM 浸润癌。

应患者的要求，在以追加手术为前提施行 ESD 时，发现在结节状隆起部因癌的浸润而黏膜肌层断裂，测得浸润距离为 2,750 μm，诊断为 pT1b2（2,750 μm，SM2），tub1 > tub2、UL0、Ly1、V0、pHM0、pVM0。

[**病例4，图7**] 幽门前部后壁的 20 mm 大的 0-Ⅱc+Ⅱa 型病变。在 CE 中，由于病变深深凹陷，在边缘伴有 SMT 样隆起，怀疑是

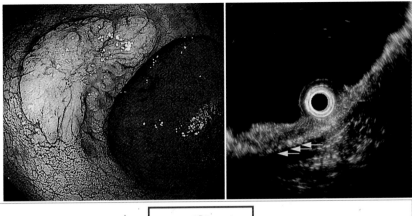

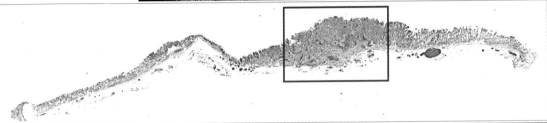

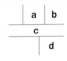

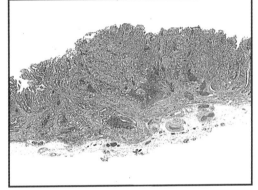

图6 ［病例3］胃体下部~胃角部前壁小弯的30 mm大的0-Ⅱa型病变
a 靛胭脂染色像。
b EUS像。见有胃壁的第3层结构变薄（黄色箭头所指处）。
c 实体显微镜像。
d c的红框部放大像。

SM 浸润癌。虽然在 EUS 中未见明显的 SM 浸润的表现，但有对第 3 层结构变薄的有无难以判定的表现。

通过 ESD 整块切除，诊断为：pT1b1（300 μm，SM1），tub1 > tub2，UL0，Ly1，V0，pHM0，pVM0。

EUS诊断今后的开展

笔者等提出了通过 CE 和 EUS 组合进行浸润深度诊断的有用性，即对通过 CE 发现黏膜内癌，仅对在 CE 中怀疑有 SM 深部浸润的病例实施 EUS，以期待修正浸润深度过深判断的效果。

由于 ESD 技术的提高，像 SM 浸润癌这样的以往很难切除的病变，现在也可以无并发症地完全整块切除了，如果能够保证 ESD 后的追加外科手术，诊断不足（under-diagnosis，即浸润深度判断过浅）在一定程度上可以被允许。但是，由于过度诊断（over-diagnosis，即浸润深度判断过深）会导致过度治疗（over-treatment，本来不必要的过大浸润），所以应该避免。腹腔镜手术与以前相比也是低侵袭性的，为了保持术后的生活质量（quality of life，QOL）而下了很多功夫，虽然是根据怀疑 SM

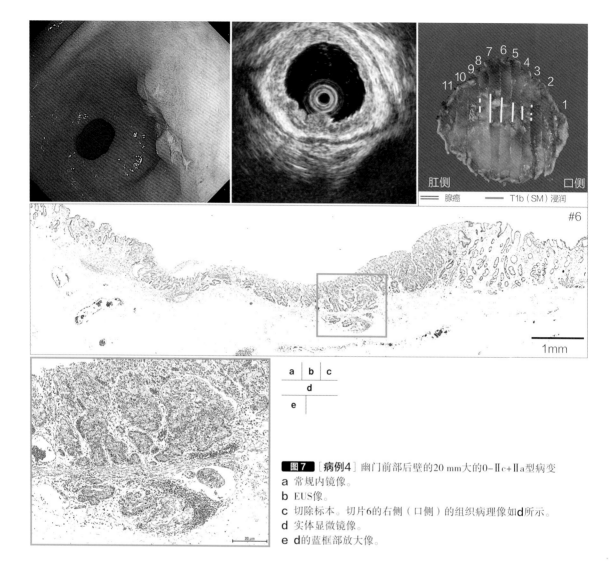

图7 ［病例4］幽门前部后壁的20 mm大的0-Ⅱc+Ⅱa型病变

a 常规内镜像。

b EUS像。

c 切除标本。切片6的右侧（口侧）的组织病理像如d所示。

d 实体显微镜像。

e d的蓝框部放大像。

浸润的程度，但在难于进行治疗方式选择的情况下，在笔者单位也有积极选择手术的病例。不过，无论在何种情况下，治疗前的正确的浸润深度评估都是必需的，笔者等提倡的浸润深度诊断流程在避免过度诊断（over-diagnosis）这一点上尤其被认为是合理的方法。

笔者等所进行的研究是在单一临床研究机构的回顾性研究，有几方面的局限性（limitation）。第一是存在选择偏差，是以考虑ESD详细检查的病例为对象，其中85%是黏膜内癌或SM微小浸润癌。第二点是仅通过所保存的静止图像进行读片。在病例中，无

论是在CE和EUS，都存在图像的质量低，难以读片评估的情况。不能否定掺杂有施行检查医生的主观因素，拍摄的图像和质量较低的图像可能造成误诊和使诊断医生之间产生不一致。另外，一般认为静止图像的评估与实际上根据实时播放的视频进行诊断的临床现场的评估略有不同。最近，采用人工智能（artificial intelligence，AI）的内镜诊断已经通过视频得到验证，今后AI技术在EUS诊断上的应用也非常令人期待。

关于EUS在浸润深度诊断中的有用性的研究，不限于笔者的研究，回顾性研究占据了已

有报道的大部分。笔者等虽然认为 EUS 与 CE 的组合可以带来提高诊断的可信度的效果，在特定的条件下有助于提高准确率，但这一点今后必须通过前瞻性研究进行验证。另外，在评估有无固有肌层浸润和治疗前预测 ESD 技术的难易度等方面，EUS 也被认为存在附加价值，希望今后也能明确这些方面 EUS 的作用。

结束语

在本文中提出了 CE 和 EUS 组合的浸润深度诊断方法，即仅对通过 CE 筛查出黏膜内癌，在 CE 中怀疑为黏膜下浸润的病例实施 EUS。关于该诊断流程的妥当性和 EUS 对于 SM 癌的附加效果，今后还有待验证，目前正在进行多中心协作前瞻性研究。虽然认为施行 EUS 的意义有局限性，但有必要在进一步明确 EUS 的优势能够得到发挥的条件下和所能起到的作用的同时，将其应用于诊断。

参考文献

[1] Choi J, Kim SG, Im JP, et al. Comparison of endoscopic ultrasonography and conventional endoscopy for prediction of depth of tumor invasion in early gastric cancer. Endoscopy 42:705-713, 2010.

[2] 長南明道. 陥凹型早期胃癌における超音波内視鏡（EUS）深達度診断能の検討—癌巣内線維化巣の深さに基づく新診断基準を中心に. Gastroenterol Endosc 35:1269-1281, 1993.

[3] 長南明道, 三島利之, 石橋潤一, 他. 胃癌の超音波内視鏡診断. 胃と腸 38:31-42, 2003.

[4] Mouri R, Yoshida S, Tanaka S, et al. Usefulness of endoscopic ultrasonography in determining the depth of invasion and indication for endoscopic treatment of early gastric cancer. J Clin Gastroenterol 43:318-322, 2009.

[5] Kuroki K, Oka S, Tanaka S, et al. Clinical significance of endoscopic ultrasonography in diagnosing invasion depth of early gastric cancer prior to endoscopic submucosal dissection. Gastric Cancer 2020[Epub ahead of print].

[6] Yanai H, Noguchi T, Mizumachi S, et al. A blind comparison of the effectiveness of endoscopic ultrasonography and endoscopy in staging early gastric cancer. Gut 44:361-365, 1999.

[7] Yoshida S, Tanaka S, Kunihiro K, et al. Diagnostic ability of high-frequency ultrasound probe sonography in staging early gastric cancer, especially for submucosal invasion. Abdom Imaging 30:518-523, 2005.

[8] Kim JH, Song KS, Youn YH, et al. Clinicopathologic factors influence accurate endosonographic assessment for early gastric cancer. Gastrointest Endosc 66:901-908, 2007.

[9] Okada K, Fujisaki J, Kasuga A, et al. Endoscopic ultrasonography is valuable for identifying early gastric cancers meeting expanded-indication criteria for endoscopic submucosal dissection. Surg Endosc 25:841-848, 2011.

[10] Mandai K, Yasuda K. Accuracy of endoscopic ultrasonography for determining the treatment method for early gastric cancer. Gastroenterol Res Pract 2012:245390, 2012.

[11] Hizawa K, Iwai K, Esaki M, et al. Is endoscopic ultrasonography indispensable in assessing the appropriateness of endoscopic resection for gastric cancer? Endoscopy 34:973-978, 2002.

[12] Tsuzuki T, Okada H, Kawahara Y, et al. Usefulness and problems of endoscopic ultrasonography in prediction of the depth of tumor invasion in early gastric cancer. Acta Med Okayama 65:105-112, 2011.

[13] Shi D, Xi XX. Factors affecting the accuracy of endoscopic ultrasonography in the diagnosis of early gastric cancer invasion depth：a meta-analysis. Gastroenterol Res Pract 2019:8241381, 2019.

[14] Yamamoto S, Nishida T, Kato M, et al. Evaluation of endoscopic ultrasound image quality is necessary in endosonographic assessment of early gastric cancer invasion depth. Gastroenterol Res Pract 2012:194530, 2012.

[15] Abe S, Oda I, Shimazu T, et al. Depth-predicting score for differentiated early gastric cancer. Gastric Cancer 14:35-40, 2011.

[16] 八尾恒良, 田邊寛, 長浜孝, 他. 胃の陥凹型 SM 癌の病理組織構築と対比した内視鏡所見―pSM2 癌診断のための観察方法と診断限界. 胃と腸 43:1109-1125, 2008.

[17] Nagahama T, Yao K, Imamura K, et al. Diagnostic performance of conventional endoscopy in the identification of submucosal invasion by early gastric cancer：the "non-extension sign" as a simple diagnostic marker. Gastric Cancer 20:304-313, 2017.

[18] Kato M, Uedo N, Nagahama T, et al. Self-study of the non-extension sign in an e-learning program improves diagnostic accuracy of invasion depth of early gastric cancer. Endosc Int Open 7:E871-882, 2019.

[19] Kim SJ, Choi CW, Kang DH, et al. Factors associated with the efficacy of miniprobe endoscopic ultrasonography after conventional endoscopy for the prediction of invasion depth of early gastric cancer. Scand J Gastroenterol 52:864-869, 2017.

[20] Kim TY, Yi NH, Hwang JW, et al. Morphologic pattern analysis of submucosal deformities identified by endoscopic ultrasonography for predicting the depth of invasion in early gastric cancer. Surg Endosc 33:2169-2180, 2019.

[21] Tsujii Y, Kato M, Inoue T, et al. Integrated diagnostic strategy for the invasion depth of early gastric cancer by conventional endoscopy and EUS. Gastrointest Endosc 82:452-459, 2015.

[22] Sano T, Okuyama Y, Kobori O, et al. Early gastric cancer. Endoscopic diagnosis of depth of invasion. Dig Dis Sci 35:1340-1344, 1990.

[23] Choi J, Kim SG, Im JP, et al. Endoscopic prediction of tumor invasion depth in early gastric cancer. Gastrointest Endosc 73:917-927, 2011.

[24] Mikami J, Takiguchi S, Miyazaki Y, et al. Novel management of postoperative pain using only oral analgesics after LADG. Surg Today 46:117-122, 2016.

[25] Hosoda K, Yamashita K, Sakuramoto S, et al. Postoperative quality of life after laparoscopy-assisted pylorus-preserving gastrectomy compared With laparoscopy-assisted distal gastrectomy：a cross-sectional postal questionnaire survey. Am J Surg 213:763-770, 2017.

[26] Seo WJ, Son T, Roh CK, et al. Reduced-port totally robotic

distal subtotal gastrectomy with lymph node dissection for gastric cancer: a modified technique using Single-Site® and two additional ports. Surg Endosc 32:3713-3719, 2018.

[27]Fukuda H, Ishihara R, Kato Y, et al. Comparison of performances of artificial intelligence versus expert endoscopists for real-time assisted diagnosis of esophageal squamous cell carcinoma (with video). Gastrointest Endosc 92:848-855, 2020.

[28]平澤大, 前田有紀, 藤島史喜, 他. 潰瘍瘢痕を伴う胃ESD時の心得. 消内視鏡 28:1060-1066, 2016.

[29]Kim J, Kim SG, Chung H, et al. Clinical efficacy of endoscopic ultrasonography for decision of treatment strategy of gastric cancer. Surg Endosc 32:3789-3797, 2018.

Summary

Preoperative Endoscopic Diagnosis and Issues for Determining the Absolute Indication of EMR/ESD for Early Gastric Cancer: Diagnosis of Invasion Depth—EUS

Yoshiki Tsujii[1], Yoshito Hayashi,
Motohiko Kato[2], Takuya Inoue[3],
Shunsuke Yoshii[1], Akihiko Sakatani,
Takanori Inoue, Ryotaro Uema,
Minoru Kato, Hirotsugu Saiki,
Kentaro Nakagawa, Eiji Kimura,
Shinichiro Shinzaki, Hideki Iijima,
Tetsuo Takehara

The additional value for using EUS to predict the invasion depth of early gastric cancer has not been fully clarified. Therefore, we retrospectively compared the diagnostic abilities of CE (conventional endoscopy) and EUS among 230 patients who underwent pretreatment examinations. The accuracy rate of CE was 73～82%, which was based on the findings of irregular surface and submucosal tumor-like marginal elevation as the simple diagnostic criteria for deep invasion. The accuracy rate for mucosal cancer in CE was 93%, whereas that for submucosal invasive cancer was 65%. In EUS, 62% of mucosal cancers, which were over-estimated in CE, were diagnosed correctly.

If EUS is applied and combined only for cases suspected of deep invasion on the basis of CE findings, the accuracy rate improves to 86～90%, which is significantly higher than that for CE alone or EUS alone. Thus, an integrated strategy that diagnoses mucosal cancer only with CE and performs EUS for lesions suspected of submucosal deep invasion on the basis of CE findings may offer a more efficient and accurate diagnosis. The validity of the algorithm and the auxiliary effects of EUS are currently being assessed in a multicenter prospective study. Considering the limited value of EUS, it is necessary for us to understand its characteristics and perform it appropriately to receive more accurate diagnoses.

[1]Department of Gastroenterology and Hepatology, Graduate School of Medicine, Osaka University, Suita, Japan.

[2]Division of Gastroenterology and Hepatology, Department of Internal Medicine, Keio University School of Medicine, Tokyo.

[3]Department of Gastroenterology, Osaka General Medical Center, Osaka, Japan.

为了确定早期胃癌EMR/ESD绝对适应证病变的术前内镜诊断及存在的问题

——合并消化性溃疡的诊断

平泽 大[1]

五十岚 公洋

名和田 义高

田中 由佳里

田中 ·平

伊藤 聪司

友兼 正太郎

富樫 纯一

铃木 隆太

新井田 憩

齐藤 宏章

阿部 洋子

铃木 宪次郎

奥园 彻

中堀 昌人

松田 知己

摘要● 关于溃疡瘢痕并存（ULs）早期胃癌的诊断能力，从过去的报道中了解到下面的4点：①关于ULs早期胃癌的溃疡有无的术前诊断的灵敏度和PPV较低，在术前ULs有无的判断本身就很困难；②虽然未能得到关于范围诊断的详细数据，但在ULs早期胃癌中HM1居多，其原因一般被认为是技术因素；③浸润深度诊断的准确率为72%～85%，与无ULs的早期胃癌相比有较低的趋势；④EUS被认为对ESD难易度的预测有用，根据笔者所在医院的数据，当胃壁第3层的断裂距离超过5 mm时，在标本上留下损伤的情况占73%。据此，当EUS的第3层断裂距离超过5 mm时，有可能已经超出了技术方面的适应证范围。但是，由于对ULs早期胃癌的ESD效果取决于纤维化区域的部位和面积、瘢痕化的时期以及操作者个人的内镜技术，因此笔者认为应综合考虑这些因素，确定是否为治疗适应证。

关键词 溃疡瘢痕并存早期胃癌（ULs早期胃癌） 内镜黏膜下剥离术（ESD） 超声内镜检查（EUS） 断裂距离 ESD难易度

[1] 仙台厚生病院消化器センター消化器内科 〒980-0873 仙台市青葉区広瀬町4-15 E-mail：hirasawa@sendai-kousei-hospital.jp

前言

自内镜黏膜下剥离术（endoscopic submucosal dissection，ESD）应用于临床以来已经过去了20多年。ESD在日本的临床现场得到了广泛的普及，现在也是作为内镜手技难度高的治疗方法，尤其是对于溃疡瘢痕并存（ULs）早期胃癌ESD手技难度更高。3 cm以下的分化型黏膜内癌且为ULs早期胃癌，过去曾被作为内镜治疗的适应证扩大病变处理，但在《胃癌治疗指南（第5版）》中成为了绝对适应证病变。笔者预测其今后将会更多地被施行内镜治疗，其术前诊断的重要性将会增加。但是，ULs早期胃癌的术前诊断（瘢痕的有无、范围诊断、浸润深度诊断）一般来说难度较高。

内镜治疗的适应证，必须是在满足了理论上的适应证和技术上的适应证之后才应该算是适应证。不用说，《胃癌治疗指南（第5版）》的适应证条件是基于淋巴结转移风险的理论上的适应证条件。另一方面，也有必要分析关于技术上的适应证条件。也就是说，最理想的是能够预测ULs早期胃癌的治疗难易程度，可以

表1 对ULs早期胃癌的ULs有无的诊断能力

	报道年	病例数（例）	Sen（%）	Spe（%）	PPV（%）	NPV（%）	Accu（%）
藤崎等	2013年	1,519	58	97	79	93	92
长井等	2013年	215	72	96	86	90	89
长南等	2013年	3,004	73	94	69	95	90

Sen：sensitivity，灵敏度；Spe：specificity，特异性；PPV：positive predictive value，阳性预测值；NPV：negative predictive value，阴性预测值；Accu：accuracy，准确率。

判断在技术上能否施行内镜治疗。

在本文中，就围绕这些问题的ULs早期胃癌的术前诊断进行阐述，并进一步综述了向本书投稿的论文，作为其诊断能力的现状，就ULs早期胃癌的①ULs有无的诊断、②范围诊断、③浸润深度诊断、④ESD的难易度诊断进行了探讨。

ULs早期胃癌的内镜诊断

在开放性溃疡（UL）的情况下，由于急性期炎症的影响和伴于再生的变化，有时难以诊断癌或非癌。小山等认为，应关注病变的形状、表面结构和边缘的表现，并进一步采用放大观察观察血管结构和表面结构。但是，当在UL状态下施行ESD时，由于切除标本的黏膜缺损部位容易形成孔洞，所以很多情况下难以进行切缘评估。在这种情况下，最好给予质子泵抑制剂（proton pump inhibitor，PPI），在溃疡愈合了的状态（ULs）下施行ESD。

另一方面，在并存于愈合溃疡（ULs）的癌中，炎症的影响减轻，在分化型癌中大多可以观察到清晰的分界线（demarcation line）。但是，需要注意，有时癌的形状是不规则形，或是在离断后作为多发性的癌被观察到。反而问题是ULs的表现消失，ULs本身的诊断困难的情况。伴有明显的皱襞集中的情况很容易诊断，但皱襞集中不明显的情况很多。在深于UL-Ⅱs的瘢痕的情况下，由于在黏膜下层或多或少存在纤维化，所以在癌伴有硬度。在ULs的诊断中，以这种硬化为线索是很重要的，为此使胃内的空气量变化，确认病变部位的变形是否容易，

以少量的空气量是否会出现轻度的皱襞集中，以及看清轻微的白色瘢痕带的有无。这些都是很重要的。

因为超声内镜检查（endoscopic ultrasonography，EUS）能够扫查出胃壁的断层图像，在胃癌的浸润深度诊断及UL/ULs深度的诊断方面是一种能够进行客观评估的方法（modality）。在ULs早期胃癌的EUS分类方面，有芳野－中村等的分类、木田等的分类、长南等的分类等。关于这些分类的详细内容请参照各文献，但在比较复杂的分类中，有时也很难把实际的EUS图像套用于各分类。其诊断能力也如后述那样，存在与无ULs的病变相比诊断能力较低的问题。但是，从捕捉黏膜下的变化这一意义上来说，笔者认为对常规内镜检查有附加的价值。

1. ULs早期胃癌的溃疡瘢痕有无的诊断难易度（研究①）

关于溃疡瘢痕的有无，有3篇论文根据常规内镜检查和组织病理学检查的结果，详细分析了其诊断能力。无论在哪篇论文中，灵敏度和阳性预测值（positive predictive value，PPV）都很低（表1）。尤其是灵敏度低至58%～73%，认为在ULs早期胃癌病例中有30%～40%成的病变在术前未能诊断出ULs的有无。另外，据推测，在所有早期胃癌中，有7%～10%[1－阴性预测值（negative predictive value，NPV）]的概率会意外遭遇ULs早期胃癌，有可能迟迟得不到治疗。PPV也低至69%～86%，即使在术前诊断为ULs早期胃癌，也有三成左右的病例在病理学上不是ULs。

表2 对ULs早期胃癌的治疗结果

	报道年	ULs+的病例数（例）	ULs+		ULs-		P值（完成切除率，ULs+ vs ULs-）
			整体切除率（%）	完成切除率（%）	整体切除率（%）	完成切除率（%）	
贝濑等	2006年	12	91.7	58.3	97.1	76.5	0.17
辰巳等	2008年	86*	84.9	74.4	—	—	—
冈等	2008年	69*	—	67.7	—	—	—
长浜等	2008年	73	—	86.3	—	91.2	0.18
笔者等	2011年	127	90	84	99	93	<0.001
川田等	2013年	428	98.8	84.6	99.4	95.4	<0.05

*：ULs早期胃癌中，分化型腺癌且肿瘤径小于3 cm的结果。
完全切除：施行肿瘤整块切除术，侧向切缘和垂直切缘阴性（complete resection：en bloc resection and histologically lateral/vertical stump negative）。

表3 对ULs早期胃癌的浸润深度诊断能力

		报道年	病例数（例）		Sen（%）	Spe（%）	PPV（%）	NPV（%）	Accu（%）
长井等*	（常规观察）	2013年	ULs+	58	84	52	76	65	72
			ULs-	157	95	19	88	36	85
三宅等**	（常规观察）	2013年	ULs+	183	83	67	90	52	80
			ULs-	380	96	84	95	86	93
前田等†	（常规观察）	2018年	ULs+	224	—	—	—	—	84
			ULs-	786	—	—	—	—	90
三宅等**	（EUS）	2013年	ULs+	183	90	72	92	67	86
			ULs-	380	96	83	95	88	93
前田等†	（EUS）	2018年	ULs+	224	—	—	—	—	85
			ULs-	786	—	—	—	—	91

*：浸润深度M的诊断能力。**：浸润深度M～SM1的诊断能力。笔者分析文献17的表 4的数据，求得的诊断能力。不只是ULs病例，也包括UL病例。†：浸润深度M～SM1的准确率。

2. ULs早期胃癌的范围诊断的难易度（研究②）

没有研究 ULs 早期胃癌的范围诊断能力的论文。但在很多论文中报道了 ULs 早期胃癌的水平切缘诊断多为阳性，完全切除率低（**表2**）。其原因大多是在 ESD 时向标本内的切入存在问题，纯粹的 ULs 早期胃癌的范围诊断能力尚不明确。

3. ULs早期胃癌的浸润深度诊断的难易度（研究③）

关于术前的浸润深度诊断能力，有记载的论文有 3 篇（**表3**）。通过常规内镜观察的 ULs 早期胃癌的 M 或 M-SM1 的浸润深度诊断的准确率为 72%～84%，而对非 ULs 早期胃癌为 85%～93%，明显对 ULs 病变的诊断能力较低。即使采用 EUS，ULs 早期胃癌的浸润深度诊断的准确率为 85%～86%，也为低于非 ULs 病变的准确率（91%～93%）的结果。

4. ULs早期胃癌的ESD难易度诊断（研究④）

关于 ULs 早期胃癌的 ESD 的技术难易程度，没有给出具体数据的论文。三宅等只是提到了

表4 在ULs早期胃癌的ESD难易度诊断研究方面的患者背景和治疗结果

	ULs+	ULs-	P值
性别（男：女）	105：22	350：129	0.026
年龄	70 y.o.	71 y.o.	0.907
肿瘤长径	27 mm	22 mm	0.128
标本大小	46 mm	39 mm	0.145
整块切除	90%	99%	<0.001
完全切除	84%	93%	<0.001
局部复发	3.9%	1.5%	n.s.
穿孔	3.1%	1.5%	n.s.
术后出血	1.6%	2.3%	n.s.
手术时间	111 min	66 min	<0.001

n.s.：not significant，无显著性意义。

根据 EUS 的 ULs 深度，或许能够预测 ESD 的难易度。在此展示了笔者等报道的通过 EUS 预测术前的 ESD 难易度的数据。

研究对象为 2004 年 1 月—2009 年 8 月施行了 ESD 的 670 个病变中，除去残胃癌和多发病变后的 606 个病变。由于本研究以分析 ULs 的 ESD 难易度为目的，因此残余复发的 8 个病变被包括在 ULs 早期胃癌之内。这里所指的 ULs 是：①在治疗之前见有清晰的 UL 的病变；②在内镜下诊断为 ULs 的病变；③在 ESD 中的黏膜下层见有坚固的纤维化的病变；④在组织病理学上被诊断为 pUL1 的病变。ULs 早期胃癌为 127 个病变（ULs + 组），不伴有 ULs 的早期胃癌为 479 个病变（ULs – 组）。患者背景、治疗结果记载于**表 4** 中。

标本的状态如图 1 所示，将病变部呈分割样的定义为碎块状（piecemeal）（**图 1a**），将病变部有孔洞的定义为有孔洞（hole）（**图 1b**），将病变部有撕裂伤的定义为有撕裂（tear）（**图 1c**），将上述这些作为有损伤（damage +）；另一方面，将在标本上没有前述表现的病变作为无损伤（damage–）。EUS 采用了 20 MHz 的导管探头（catheter probe）（Olympus 公司生产）。EUS 图像着眼于胃壁 5 层结构中的第 3 层的状态，分为不变（no change）（**图 2a**）、模糊

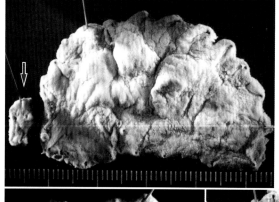

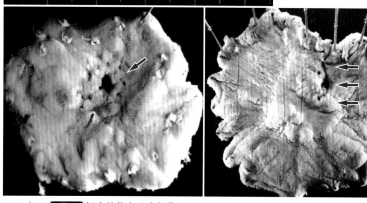

a	
b	c

图1 标本的状态（有损伤，damage +）
a 病变部分碎块状（piecemeal，红色箭头所指处）。
b 病变部位有孔洞（hole，红色箭头所指处）。
c 病变部位有撕裂（tear，红色箭头所指处）。

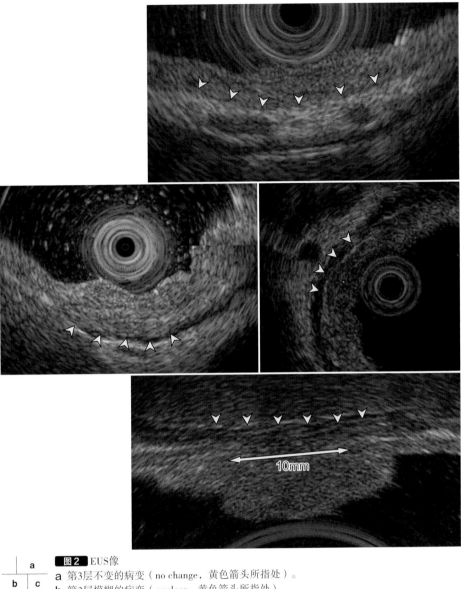

图2 EUS像

a 第3层不变的病变（no change，黄色箭头所指处）。
b 第3层模糊的病变（unclear，黄色箭头所指处）。
c 第3层变薄的病变（thinning，黄色箭头所指处）。
d 第3层断裂的病变（interruption，黄色箭头所指处）。

（unclear）（**图2b**）、变薄（thinning）（**图2c**）、断裂（interruption）（**图2d**）这4种类型。关于断裂方面还测定了其断裂距离。比较分析了①标本的状态，②关于EUS图像，对UL+组和UL-组进行了比较分析。此外，还通过③UL+组的EUS图像对第3层的断裂距离和标本的状态进行了分析。

（1）各组标本的状态（**表5**）

有损伤（damage +）在ULs+组为31%，在ULs-组为7.3%，在ULs+组明显增多。

（2）EUS图像的分析（**表6**）

将术前未施行EUS的病例和难以评估的病例除外，对ULs+组107个病变和ULs-组333个病变进行了比较分析。断裂（interruption）

表5 切除标本的损伤率

切除标本的状态	ULs+（%）	ULs-（%）	P值
碎块状（piecemeal）	10	0.4	
有孔洞（hole）	13	3.1	
有撕裂（tear）	7.9	3.8	
总计（damage+）	31	7.3	<0.001

表6 EUS的第3层的状态

第3层影像	ULs+（%）（n=107）	ULs-（%）（n=333）	P值
不变（no change）	10	67	<0.001 [*]
模糊（unclear）	1.0	1.8	0.86 [**]
变薄（thinning）	18	26	0.10 [†]
断裂（interruption）	71	5.1	<0.001 [‡]

分析了在术前施行EUS，能够获得可评估影像的ULs+组107个病变和ULs-组333个病变。

[*]：no change lesions vs others，不变组与其他组比较；
[**]：unclear lesions vs others，模糊组与其他组比较；
[†]：thinning lesions vs others，变薄组与其他组比较；
[‡]：interruption lesions vs others，断裂组与其他组比较。

表7 EUS第3层的断裂距离与标本损伤之间的关系

第3层断裂	无断裂（n=31）	1~2 mm（n=15）	3~4 mm（n=39）	5 mm~（n=22）	P值
损伤（+）	3%	20%	26%	73%	<0.001
		16%		73%	<0.001

在 ULs+ 组为 71%，与 UL- 组相比明显增多；不变（no change）在 UL- 组明显增多。另一方面，模糊（unclear）和变薄（thinning）在两组之间未见差异。

（3）ULs+ 组的不同断裂距离的有损伤（damage+）的比例（**表7**）

随着断裂距离的增加，在标本有损伤增加的趋势。尤其是当断裂距离超过 5 mm 时，有损伤（damage+）的比例达到了 73%。

病例

[病例1] 40多岁，女性。

在靠近胃角部小弯略后壁处见有不规则形的发红的黏膜（**图3a**）。在发红区域的小弯侧还观察到白色的黏膜（**图3a**，黄色箭头所指），认为有可能是白色的溃疡瘢痕，但未能判定。当减少胃内的空气量时（**图3b**），可以观察到朝向病变部有 2 条皱襞集中（**图3b**，黄色箭头所指处），诊断为 ULs 病变。在窄带成像（narrow band imaging，NBI）观察（**图3c**）中，病变部作为边界不清的不规则形凹陷性病变被观察到。在病变部的 NBI 放大观察（**图3d**）中，肿大的绒毛结构和小糜烂混杂在一起。由于癌和再生黏膜、糜烂混在一起，边界变得模糊不清。

在通过 20 MHz 的超声小探头进行的 EUS（**图3e**）中，发现第 3 层有 10.3 mm 的断裂（蓝色虚线部分），诊断为合并有 UL-Ⅲs 的瘢痕。

在 ESD 中，将 S-O clip®（Zon 公司制造）夹在病变部的口侧（**图3f**），将病变牵拉到大弯侧。由于病变被牵拉到大弯侧，在 ESD 中黏膜下层的可视性良好（**图3g**）。贝柱状的白色的瘢痕带粘连到肌层上（**图3g** 的图像下方为病变，上方为固有肌层）。切除后的溃疡（**图

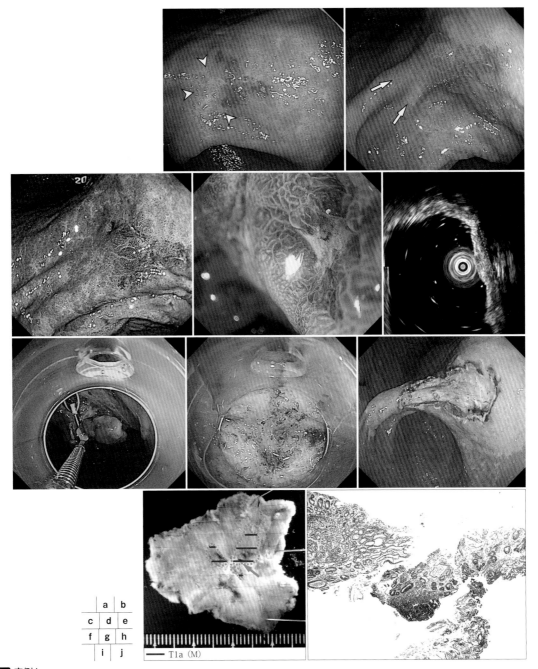

a	b
c	d	e
f	g	h
i	j

── T1a（M）

图3 病例1

a 常规内镜像。位于靠近胃部小弯略后壁的发红的不规则形病变。在黄色箭头所指处可见白色瘢痕带样表现。

b 减少了空气量的内镜像。朝向病变部见有相连的两个皱襞（黄色箭头所指）。

c 病变部的NBI像。病变的边界不清晰，呈不规则形。

d 病变部的NBI放大像。癌和再生黏膜、糜烂混在一起，边界变得模糊不清。

e 通过20 MHz的超声小探头获得的EUS像。在第3层可以观察到10.3 mm的断裂（interruption）（以蓝色虚线标示出的部分）。

f ESD中的内镜像。使用了S-O clip®（Zon公司制造）。

g ESD中的黏膜下的内镜像。黏膜下的可辨识性良好。贝柱状的白色瘢痕带粘连在固有肌层上（图像的下方为病变，上方为固有肌层）。

h 切除后溃疡的内镜像。

i 切除标本的标测。推测在蓝色虚线所示的范围内存在癌。在绿色箭头所指的部位可以观察到标本上有小孔。

j 小孔部的组织病理像（HE染色）。

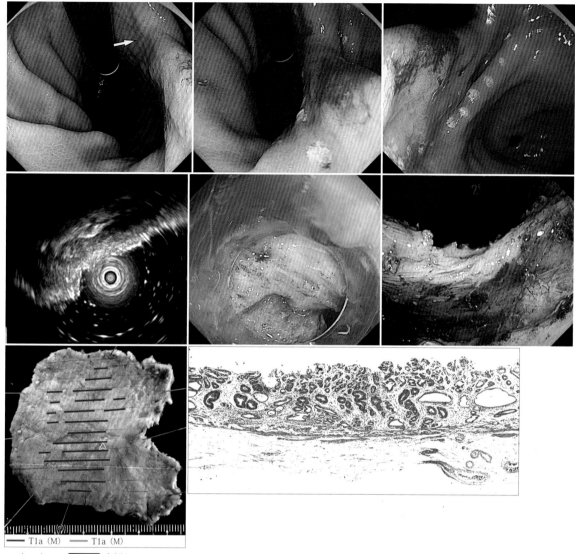

a	b	c
d	e	f
g	h	

图4 病例2

a 胃角部的内镜像。黄色箭头所指部有瘢痕，可诊断为明显的ULs。

b 病变口腔侧标记后的内镜像。

c 病变肛门侧标记后的内镜像。是跨越胃角的大型病变。

d 通过20 MHz超声小探头获得的EUS像。第3层广泛断裂（interruption）。

e ESD中黏膜下的内镜像。可观察到与固有肌层粘连样的白色的硬质纤维化。

f ESD后溃疡。在瘢痕部可观察到固有肌层的损伤。

g 切除标本的标测。用红线标示的部分为主病变的癌的范围，呈不规则形；在用蓝线标示的部分见有术前未能诊断的副病变。

h g的绿色箭头所指处的组织病理像（HE染色）。黏膜下的纤维化极为轻微，诊断为UL0。

3h），在病变中心部可以观察到伴于瘢痕部剥离的固有肌层的损伤。切除标本的标测如**图 3i**所示。根据标测和表面结构，推测在蓝色虚线的范围内存在癌。认为在瘢痕的中心部断裂成了 3 个病变。在绿色箭头所指的部位可观察到在标本上有小孔。小孔部分的 HE 染色组织病理像如**图 3j** 所示。可以观察到癌黏膜和黏膜的缺损、瘢痕。

最终病理诊断为：3个病变加起来为 14 mm×12 mm，M，Less，40 mm×35 mm，0-Ⅱc+Ⅲs，14 mm×12 mm，tub1，pT1a（M），pUL1，Ly0（D2-40），V0（EG），pHMx，pVM0。由于在标本上有小孔，所以为pHMx。

[病例2] 80多岁，男性。

在常规内镜观察中，胃角部因瘢痕而引起变形（图4a，黄色箭头所指处），为明显的ULs病变。病变是从胃体下部跨越胃角，一直扩展到中部前庭部的大型病变（图4b、c）。

在采用20 MHz超声小探头的EUS（图4d）中，第3层见有广泛的断裂。

虽然是UL1的超过30 mm的病变，但由于年龄已是接近于90岁，其本人也非常希望施行ESD。在ESD的剥离过程中，在黏膜下层广泛存在白色而坚硬的纤维化（图4e）。使用S-O clip® 进行了病变整块切除。在ESD后的溃疡中可以观察到固有肌层的损伤（图4f）。切除标本的标测图像如图4g所示。主病变为用红线标示出的不规则形癌，而蓝线所示的是在术前未能指出的副病变。图4h是图4g的绿色箭头所指部位的HE染色组织病理图像。在肉眼观察下，皱襞集中，可以诊断为ULs早期胃癌；但在显微镜下，只能确认在黏膜下有极轻度的纤维化。

最终病理诊断为：① ML，Less，63 mm×61 mm，0-Ⅱc+Ⅲs，50 mm×30 mm，tub1 > tub2，pT1a（M），pUL0，Ly0（D2-40），V0（EG），pHM0，pVM0；②L，Less，63 mm×61 mm，0-Ⅱc，2 mm×2 mm，tub1，pT1a（M），pUL0，Ly0（D2-40），V0（EG），pHM0，pVM0。虽然是非治愈性切除，但由于是高龄患者，加上患者的意愿，未施行追加胃切除。有时也可以看到像该病例这样，即便是通过内镜和肉眼观察判断为有ULs，但在病理学上也为pUL0的情况。

讨论

本次就ULs早期胃癌的诊断，综述了向本书投稿的论文，并结合笔者等的研究数据进行了阐述。

关于研究①，我们得知在ULs早期胃癌的诊断上，事前判断ULs的有无本身就很困难。灵敏度低（58%～73%）就意味着在治疗开始后有时会遇到意想不到的ULs。ULs病变的ESD的切除范围与通常的癌的情况不同，应该战略性地确定切除范围，在临床现场发现这种"隐藏的ULs"非常重要。作为对策，有通过术前的空气量的调整等进行详细观察的方法。另外，如在EUS图像的分析中所示的那样，由于当对ULs病变进行EUS时，在71%的病变中可以观察到断裂，在18%的病变中可以观察到变薄，因此笔者认为如果观察到了这些表现，怀疑为ULs而确定治疗方针这一对策也是有用的。

作为PPV低的原因，有可能是在内镜下将活检瘢痕诊断为了ULs。在《胃癌治疗指南（第5版）》中提到，有时很难鉴别活检瘢痕和溃疡瘢痕。另外，在ESD过程中，有时会遇到黏膜下明显呈白色的"贝柱"状而难以剥离的情况。内镜医生大多将其判断为ULs。可是，即使说有这种"贝柱"表现，在病理学上也有不是pUL1的情况。笔者等经常遇到在术前诊断为ULs早期胃癌，在ESD中见有"贝柱"样表现，但在组织病理学检查结果中被诊断为无ULs的情况。很难判断内镜诊断和病理诊断哪一个是正确的，但在《胃癌治疗指南（第5版）》中，关于ULs记载到："在临床上最好考虑内镜表现、X线表现等影像诊断表现以及术前活检的有无，治疗的方针由主治医生最终判断。"即使在病理学上为pUL0，也有在内镜下为ULs的情况，关于具有什么表现可以作为ULs，笔者认为还有讨论的余地。

关于研究②，没有关于ULs早期胃癌的范围诊断能力的具体数据。但当从完全切除率来看时，无论在哪个临床研究单位都见有ULs早期胃癌低于ULs-早期胃癌的趋势。ULs+早期胃癌的完全切除率为58.3%～86.3%，范围较宽，这有可能是由于有的医院在术前诊断为UL-Ⅲs时选择了外科治疗，反映了内镜治疗的适应证在各医院不同。完全切除率低的原因大多被认为是伴于ESD的技术上的问题，而贝濑等提到，关于ULs早期胃癌，"有病变范围诊断困难的病例多的印象"；齐藤等认为，有时癌的形态为不规则形或断裂为多个病变，在范围诊断中需要注意。

关于研究③，ULs早期胃癌的M（或M-SM1）癌的常规观察的准确率为72%~84%，EUS的为85%~86%，与UL-相比有较低的趋势。常规观察的癌浸润深度，多通过胃壁的僵硬和厚度、皱襞集中的形态来判断，但因为ULs本身有硬度，因此推测难以鉴别纤维化和癌本身的硬度的情况有很多。关于胃壁僵硬，据说一般是癌>纤维化的硬度。笔者认为，积累能够判断是癌引起的硬化还是纤维化引起的硬化的经验是很重要的。EUS与常规观察相比，壁内浸润深度诊断能力有所改善。三宅等报道，EUS的准确率比常规内镜的准确率有高出6%的附件效果，据此认为EUS对于ULs早期胃癌的浸润深度诊断是有用的。另外，根据EUS的表现也可能推测出ULs的深度，尽管病例数较少，但由于伴有UL-Ⅲs的早期胃癌非整块切除率和穿孔率较高，因此通过EUS预测ESD的难易程度是有用的。

关于研究④的ULs早期胃癌的术前ESD难易度的预测，展示了我们的研究数据。关于ULs病变，在标本上引起损伤的情况（damage +）为31%，在EUS中第3层断裂或变薄的情况较多。变薄被认为是UL-Ⅱs程度的表浅纤维化或癌浸润的原因，推测ESD的难度不高。另一方面，设想断裂的情况下是有深于UL-Ⅲs的纤维化。因此，当研究断裂的距离与标本损伤之间的关系时（EUS图像的研究），断裂距离在5 mm以上时，标本损伤（damage +）达到73%，与4 mm以下的情况相比，标本损伤明显增多。由此认为，为了在ESD中得到无损伤的完好的标本，在无断裂的病例中，或者即使有断裂，只

要在4 mm以下，有20%~26%的可能可以得到。在有5 mm以上的断裂的情况下，或许需要考虑通过腹腔镜内镜联合手术（laparoscopy and endoscopy cooperative surgery，LECS）或非暴露性内镜下胃壁翻转术（non-exposed endoscopic wall-inversion surgery，NEWS）进行胃壁的全层切除。不过，近年来ESD的技术本身提高了，而且通过灵活应用牵引装置（traction device）等，有时即使长的断裂也可以切除。一般认为，有必要在考虑病变部位和纤维化的硬度、纤维化的范围、纤维化的时期、自己的内镜技术等各种因素的基础上来选择治疗方法。笔者认为，在选择治疗方针时，对于ULs早期胃癌的EUS详细检查是有用的。

结束语

在本文中就ULs早期胃癌的诊断进行了阐述。一般认为在ULs早期胃癌的ESD中HM1较多，技术难度非常高。另外，病变本身是否有溃疡的判断和范围诊断、浸润深度诊断困难的情况大多也是问题的所在。但笔者认为，在施行ESD时，通过术前用EUS进行详细检查，在一定程度上可以推测ULs早期胃癌的ESD的难易程度，EUS是有用的检查方法。

参考文献
[1] 日本胃癌学会（編）. 胃癌治療ガイドライン. 第5版, 金原出版, 2018.
[2] 小山恒男, 高橋亜紀子, 北村陽子, 他. 胃の潰瘍性病変の拡大内視鏡所見と良悪性鑑別. 胃と腸 42:705-710, 2007.
[3] 齋藤宏章, 平澤大, 松田知己, 他. 早期胃癌の範囲診断—範囲診断困難例とその臨床的対応—潰瘍瘢痕併存胃癌. 胃と腸 55:83-91, 2020.
[4] 中村常哉, 中沢三郎, 芳野純治. 超音波内視鏡による胃癌深達度診断の検討. 日消誌 83:625-634, 1986.
[5] 木田光広, 西元寺克禮, 岡部治弥. 超音波内視鏡による胃癌深達度診断に関する臨床病理学的研究. Gastroenterol Endosc 31:1141-1155, 1989.
[6] 長南明道, 望月福治, 池田卓, 他. 潰瘍併存Ⅱc型早期胃癌の超音波内視鏡(EUS)による深達度診断能の検討. Gastroenterol Endosc 32:1081-1091, 1990.
[7] 長南明道, 三島利之, 石橋潤一, 他. 胃癌の超音波内視鏡診断. 胃と腸 38:31-42, 2003.
[8] 藤﨑順子, 山本頼正, 山本智理子, 他. 内視鏡のUL（+）早期胃癌と病理学的UL（+）早期胃癌の臨床病理学的差異. 胃と腸 48:73-81, 2013.

[9] 長井健悟, 竹内洋司, 松浦倫子, 他. 潰瘍合併早期胃癌の画像診断—潰瘍合併早期胃癌の内視鏡診断. 胃と腸　48:39-47, 2013.

[10] 長南明道, 小野裕之, 山本頼正, 他. 潰瘍合併早期胃癌の内視鏡治療について. 胃と腸　48:83-96, 2013.

[11] 貝瀬満, 山崎琢士, 仲吉隆, 他. 早期胃癌に対するESD切除成績と切除困難例の特徴. 胃と腸　41:45-51, 2006.

[12] 辰巳功一, 上堂文也, 竹内洋司, 他. 早期胃癌ESD適応拡大病変に対する不完全切除の要因と対策. 胃と腸　43:44-50, 2008.

[13] 岡志郎, 田中信治, 金子巌, 他. 早期胃癌ESD適応拡大病変に対する不完全摘除の要因と対策. 胃と腸　43:51-60, 2008.

[14] 長浜孝, 宗祐人, 頼岡誠, 他. 当院における早期胃癌に対するESDの現状—適応拡大病変の切除成績と非一括切除となる要因の解析. 胃と腸　43:61-73, 2008.

[15] Maeda Y, Hirasawa D, Fujita N. Endoscopic submucosal dissection for early gastric cancer with ulcerous change and evaluation with endoscopic ultrasonography. Endoscopy　43: A38, 2011.

[16] 川田登, 小野裕之, 田中雅樹, 他. 潰瘍合併早期胃癌のESD—潰瘍合併早期胃癌ESDの治療成績. 胃と腸　48:56-62, 2013.

[17] 三宅直人, 長南明道, 三島利之, 他. 潰瘍合併早期胃癌の画像診断—潰瘍合併早期胃癌のEUS像. 胃と腸　48:48-55, 2013.

[18] 前田有紀, 平澤大, 長南明道, 他. 胃癌のEUS診断. 胃と腸　53:1726-1736, 2018.

[19] Hirasawa D, Maeda Y. Submucosal fibrosis detected by endoscopic ultrasonography may predict incomplete endoscopic submucosal dissection. Dig Endosc　27 (Suppl 1): 24, 2015.

[20] 平澤大, 前田有紀, 藤島史喜, 他. 潰瘍瘢痕を伴う胃ESD時の心得. 消内視鏡　28:1060-1066, 2016.

[21] 高橋亜紀子, 小山恒男. 潰瘍瘢痕合併早期胃癌ESDのコツと治療の限界. 胃と腸　48:63-71, 2013.

[22] Hashimoto R, Hirasawa D, Iwaki T, et al. Usefulness of the S-O clip for gastric endoscopic submucosal dissection (with video). Surg Endosc　32:908-914, 2018.

Summary

Preoperative Endoscopic Diagnosis and Issues in Determining Absolute Indication of Lesions for EMR/ESD for Early Gastric Cancer —Diagnosis of Peptic Ulcer Complications

Dai Hirasawa[1], Kimihiro Igarashi,
Yoshitaka Nawata, Yukari Tanaka,
Ippei Tanaka, Satoshi Ito,
Shoutaro Tomokane, Junichi Togashi,
Ryuta Suzuki, Kei Niida,
Hiroaki Saito, Yoko Abe,
Kenjiro Suzuki, Toru Okuzono,
Masato Nakahori, Tomoki Matsuda

This article describes diagnostic performance for early gastric cancer with ULs (ulcer scars). Previous reports have highlighted that (1) the sensitivity and positive predictive value of preoperative diagnoses of the presence/absence of ulcers in early gastric cancer with ULs are low and it is difficult to determine the presence/absence of ULs preoperatively. (2) Detailed data on the extent of diagnoses were not obtained. However, HM1 was predominant in early gastric cancer with ULs, and the cause was considered to be technical. (3) The diagnostic accuracy for depth of invasion was 72%～85%, which was lower than that for early gastric cancer without ULs. (4) EUS (endoscopic ultrasonography) appears to be useful for predicting the difficulty of ESD (endoscopic submucosal dissection). Based on data from our institution, when the rupture distance of the 3rd layer exceeds 5mm, 73% of specimens were crushed. This suggests that EUS 3rd layer rupture distances of >5mm may be beyond technical indications. However, since the outcome of ESD for early gastric cancer with ULs is affected by the site and area of fibrosis, timing of scarring, and individual endoscopic techniques, therapeutic indications should be determined with due consideration of these factors.

[1] Department of Gastroenterology, Sendai Kousei Hospital, Sendai, Japan.

ESD 治疗困难病变的临床特征及对策

笹部 真亚沙[1]

中条 惠一郎

稻场 淳

砂川 弘宪

矢野 友规

摘要 ● 在JCOG0607号临床研究项目中，显示出对于无溃疡［以下记作"UL（－）"］的超过2 cm的cT1a分化型癌及合并有溃疡［以下记作"UL（＋）"］的3 cm以下的cT1a分化型癌的内镜黏膜下剥离术（ESD）的有效性和安全性，同样的病变在2018年的《胃癌治疗指南》的修订中被变更为绝对适应证病变。由于适应证范围的扩大，预计在技术上ESD治疗困难的病例会增加。通过就ESD的治疗困难因素进行研究的JCOG0607号项目的次要因素分析，UL（－）且> 3 cm、病变部位为U或M、60岁以下为治疗困难因素。笔者认为，随着牵引法等治疗方法的改进和技术的进步，以及治疗器具等治疗器械的开发，ESD的治疗困难问题会逐渐得到解决。今后，为了使ESD成为更安全的治疗方法，我们仍有必要在充分理解影响治疗难易度因素的基础上，继续努力开发新的治疗器具和治疗方法。

关键词 JCOG0607 早期胃癌 内镜黏膜下剥离术（ESD）治疗困难因素

[1] 国立がん研究センター東病院消化管内視鏡科 〒277-8577 柏市柏の葉6丁目5-1 E-mail：msasabe@east.ncc.go.jp

前言

内镜黏膜下剥离术（endoscopic submucosal dissection，ESD）于2006年4月被日本纳入医疗保险条款，作为对于早期胃癌的标准治疗方法现在得到广泛实施，可以说已经普及。最初ESD的绝对适应证病变被认为是2 cm以下、UL（－）、cT1a的分化型癌。此后，在2018年，基于JCOG0607（对于早期胃癌的内镜下黏膜切除术适应证扩大的Ⅱ期临床试验）的结果，《胃癌治疗指南》被修订，UL（－）的超过2 cm的cT1a分化型癌，以及UL（＋）、3 cm以下的cT1a分化型癌被追加为ESD的绝对适应证病变，内镜治疗的适应证范围得到扩大。

在本文中，基于从JCOG0607及关于ESD的治疗困难因素的次要因素分析中获得的知识，结合实际病例介绍ESD治疗困难病变的特征及其对策。

JCOG0607

JCOG0607是一项旨在评估ESD对当时为ESD适应证外病变的UL（－）、超过2 cm的或UL（＋）的3 cm以下的内镜下浸润深度cT1a的分化型胃癌的有效性和安全性的试验。研究方法是，以如前所述的内镜下为① UL（－）、超过2 cm的，或② UL（＋）、3 cm以下的浸润深度 cT1a 的分化型胃癌为对象，作为主要评估项目，是 5 年生存率；作为次要评价项目，是病变整块切除率、并发事件发生率等。其结果，5 年生存率为 97.0%［95% 置信区间（confidence interval，CI）95.0% ~ 98.2%］，其 95%CI 的下限超过了从对照组的 5 年生存率求得的阈值 5 年生存率（86.1%），证明了 ESD 对于研究对象的有效性。并且病变的整块切除率为 99.1%，从技术层面提示可以施行对研究对象病变的 ESD。另外，未见与 ESD 相关的 4 级以上的严重有害事件。

以上结果提示了对于 UL（－）、超过 2 cm 的，或 UL（＋）、小于 3 cm 的 cT1a 分化型癌的 ESD 的有效性和安全性。基于上述结果，在 2018 年的《胃癌治疗指南》的修订中，UL（－）的 2 cm 以上的 cT1a 分化型癌以及 UL（＋）的 3 cm 以下的 cT1a 分化型癌被追加为 ESD 的绝对适应证病变。

ESD 的治疗困难因素

过去，ESD 与内镜下黏膜切除术（endoscopic mucosal resection，EMR）相比，尽管需要更多的手术时间，但作为能够整块切除更大的病变和伴有溃疡瘢痕的病变的手术，被广泛接受。但是，ESD 被认为是技术上比较难的手术，在过去被报道的 ESD 的治疗困难因素有病变所在部位（尤其是 U 区及 M 区的大弯病变）、肿瘤径、UL（＋）等。

关于肿瘤直径，可以想见，肿瘤直径越大，切开剥离的面积就越大，出血的风险也就越高，手术所需的时间也就越长。Goto 等报道，肿瘤直径 > 20 mm 为独立的 ESD 治疗困难因素（手术时间超过 120 min），肿瘤直径（mm）乘以 2.5 倍与手术时间（min）大致一致［在 U 区、UL（＋）病变各加上 40 min］。Imagawa 等报道，当肿瘤径超过 20 mm 时，整块切除率明显降低。

关于 UL，很多报道称其作为治疗困难因素是最重要的因素。UL（＋）的病变由于黏膜下层的纤维化，在进行瘢痕部的剥离操作时，很

难维持适当的剥离深度，这是治疗困难的原因之一。因此，在对 UL（＋）病变的 ESD 中，由于难以辨识剥离深度，与对于通常的绝对适应证病变的 ESD 相比，穿孔率高且整块完全切除率低。另一方面，也遇到过这样的病例，当考虑到穿孔的风险而过浅剥离下去的话，很容易切入到切除标本一侧，使得纤维化区域的病理学评估变得困难了。尤其是对于 UL-Ⅲs 型病变，由于黏膜下层的纤维化和固有肌层是连续的，因此对于剥离来说需要很高的技术。基于 JCOG0607，对于成为新的内镜治疗的绝对适应证病变——UL（＋）的病变和超过 2 cm 的病变，因为包括很多具有这些治疗困难因素的病变，因此与以往的绝对适应证病变相比，可以想象分离切除和手术时间的进一步延长，甚至穿孔的风险会增加。

为此，因为预想到随着适应证范围的扩大，在技术上 ESD 治疗困难的病例将会增加，因此笔者等通过 JCOG0607 的次要因素分析，对 ESD 的治疗困难因素进行了研究。将满足处置时间（定义为从标记到切除结束的时间）120 min 以上、分割切除、术中穿孔中的 1 种以上的病例定义为治疗困难病例，当就治疗困难因素进行多变量分析时，得出 60 岁以下、U 区及 M 区、UL（－）且 3 ~ 5 cm、UL（－）且 > 5 cm 是与治疗难易度明显相关的独立的因素。在本研究中，病变的所在部位及肿瘤直径与治疗难易度之间的相关性得到明确，但关于 UL（＋）病变的治疗难易度，由于根据 JCOG0607 的选择标准只能进行 3 cm 以下的病变的研究，因此未能成为与治疗难易度相关的因素（**表 1**）。

对于治疗困难因素的对策

在 2006 年，胃 ESD 被日本纳入医疗保险条款，被一般性广泛施行。另一方面，在目前仍有一定数量的如果不是高水平医院和专家的话就难以完成的需要很高技术的胃 ESD，这也是事实。现在，随着治疗器具和高频等治疗器械的开发的进步，各临床研究机构开始报道针

表1 通过JCOG0607的次要因素分析明确的治疗困难因素

	困难病例数（例）	比例	P值	多变量分析		
				比值比	95%CI	P值
年龄						
＞61岁	83/329	25.2%		1		0.0181
≤60岁	47/141	33.3%	0.0911	1.755	1.101～2.799	
病变位置						
L（下部）	29/144	20.1%		1		
M（中部）	74/255	29.0%		1.764	1.017～3.061	0.0433
U（上部）	27/71	38.0%	0.0171	3.192	1.579～6.452	0.0012
肿瘤径及溃疡						
UL（－）且≤3 cm	28/152	18.4%		1		
UL（－）且3～5 cm	42/96	43.8%		3.765	2.052～6.908	＜0.0001
UL（－）且＞5 cm	12/15	80.0%		24.993	6.130～101.897	＜0.0001
UL（＋）（≤3 cm）	48/207	23.2%	＜0.0001	1.683	0.916～3.091	0.0933

〔转载自 "Yano T, et al. Factors associated with technical difficulty of endoscopic submucosal dissection for early gastric cancer that met the expanded indication criteria: post hoc analysis of a multi institutional prospective confirmatory trial（JCOG0607）. Gastric Cancer 23: 168-174, 2020"，部分有改动〕

表2 对于治疗困难因素的对策

治疗困难因素	对策
U区（特别是胃体上部和胃穹窿部的大弯）	a.采用牙线（dental floss）等的牵拉法 b.在从切线方向接近困难的情况下，使用多向弯曲内镜 c.尝试向右侧卧位的体位变换 d.尝试近端接近法（approach）
伴有溃疡瘢痕的病变	a.先剥离溃疡瘢痕周围的无纤维化的黏膜下层，确定瘢痕部的正确的剥离线 b.在剥离瘢痕部时，接近以后通过透明软帽或牵拉法施加适当的张力 c.适宜地使用前端部器具，在直视下进行精密的剥离

对难以治疗的病变的治疗方法。在这样的背景下，在治疗前预测治疗的难易度，采取相应的对策是很重要的。在此，就对于治疗困难因素的对策进行讨论（**表2**）。

在JCOG0607的次要因素分析中，得知U区是治疗困难因素，特别是：胃体上部和胃穹窿部的大弯，由于重力的影响而液体易于潴留；难以从切线的方向接近，剥离部位的展开不良；受到呼吸性变动的影响大等。由于这些原因，U区是施行ESD的最困难的部位。近年来有报道称，对于这些病变，使用牙线等的牵拉法，通过使得在剥离面上具有良好的视野和适度的牵引，可以实现高效的剥离，是非常有用的。

在Yoshida等进行的多中心随机化比较试验中，虽然以往的方法和牵引法的处置时间之间未见明显的差异（60.7 min vs 58.1 min，P = 0.45），但关于U区和M区的大弯病变方面，牵引法的处置时间明显缩短（104.1 min vs 57.2 min，P = 0.01）。因此，得出了牵引法对位于治疗困难部位的病变特别有用的结果。

另外，还报道了多向弯曲内镜（multi-bending scope，GIF-2TQ260M，奥林巴斯公司生产）对于接近困难病变的有效性。多向弯曲内镜针对胃穹窿部和胃体上部的病变，通过使用第二弯曲部，使得从切线方向更容易接近病变。在对胃穹窿部和胃体上部大弯病变的ESD

中，由于重力的影响而液体易于潴留，在出血的情况下，也曾遇到过瞬间视野不良的情况。因为多向弯曲内镜配备有 2 个钳口，即使在一个钳口内装有处置器具的状态下，也可以从另一个钳口进行吸引。

此外，体位变换也是有效的方法之一。也就是说，通过把体位变换成右侧卧位，重力的方向从大弯侧变为小弯侧，大弯不会被水淹没，可以在良好的视野下施行 ESD。

另一方面，也见有关于 ESD 手技本身的技术改进的报道。从在胃穹窿部和胃体上部大弯处的出血控制尤为重要这一观点出发，野中报道了对于大病变和胃体部病变 / 大弯部病变等难度高的病变的近端接近方法。首先进行内镜图像的近端的黏膜切开，施行 1/3 ~ 1/2 周的周围切开，在适当追加黏膜下剥离后，完成全周切开，之后按常规进行剥离，进行整块切除。据报道，作为该方法的优点，由于在黏膜切开和黏膜下剥离过程中即使引起出血，在画面的近处也会有出血源，所以比较容易辨识出血源，通过在周围剥离过程中展开，控制出血变得容易。

在对伴有溃疡瘢痕的病变的 ESD 中，为了不切入标本，并且不引起穿孔地进行整块切除，在溃疡瘢痕处确定正确的剥离线是很重要的。为此，在处理溃疡瘢痕部之前，在肌层正上方的剥离深度小心处理其周围的无纤维化的黏膜下层，通过像最后留下瘢痕中心部一样的剥离，剥离线变得明确，应该剥离的方向变得易于辨识。在剥离瘢痕部时，在充分接近瘢痕部剥离线的基础上，使用透明软帽和牵引法对瘢痕部施加适当的张力，在直视下一点一点地进行剥离是非常重要的。在这种情况下，一次性黏膜切开刀 DualKnife（奥林巴斯公司制造）等先进设备是有效的（**图1**）。

治疗困难病例的实际情况

[**病例1，图2**] 70 多岁，男性。在上消化道内镜检查（esophagogastroduodenoscopy，EGD）中，在胃体上部大弯前壁见有边界清晰、在周围伴有反应性隆起的发红、10 mm 大的 0- Ⅱ c 型病变，判断为浸润深度 cT1a（**图 2a**）。经活检诊断为 tub1/tub2，判断为《胃癌治疗指南》中的绝对适应证病变，施行了 ESD。用 Q260J 内镜开始了治疗。虽然用一次性黏膜切开刀 IT knife2（奥林巴斯公司生产）进行了周围切开，但是病变口侧的切口难于接近，很难进入到黏膜下层，IT knife2 的操作感觉也差（**图 2b**）。为此，将处置器具改为针状手术刀，完成了全周切开。接着，开始了黏膜下剥离，但在顺向操作中病变是正视的，而在反转操作中很难接近病变，难以进行剥离。因此，当将内镜换为多向弯曲内镜后，通过反转操作从切线方向向病变接近成为可能。并且当把带线夹夹到病变肛侧联用牵引法时，黏膜下层的可辨识性提高，对黏膜下层施加了适当的张力（**图2c、d**），顺利地完成了整块切除（总处置时间 65 min）。

最终病理诊断为腺癌（adenocarcinoma），0- Ⅱ c 型，13 mm × 7 mm，pT1b1（SM1 450 μm），tub1，INFb，int，Ly0，V0，UL0，pHM0，pVM0。对于从切线方向难以接近的胃体上部大弯的病变，牵引法和多向弯曲内镜是有效的。

[**病例2，图3**] 70 多岁，女性。在 EGD 中，见有以胃体中部到前庭部小弯侧为主体，扩展到前后壁的、边界比较清晰、60 mm 大的 0- Ⅱ c 型病变，判断为浸润深度 cT1a（**图 3a**）。通过活检诊断为管状腺瘤（tubular adenoma）或 tub1，但在内镜下怀疑是分化型腺癌，因此判断为《胃癌治疗指南》中的绝对适应证病变，施行了 ESD。用 Q260J 内镜开始了治疗（**图 3b**）。在反转操作中，使用一次性黏膜切开刀 IT knife2，从切线方向难以接近的前壁一侧开始进行周围黏膜切开，在适当控制胃内空气量的同时完成了全周切开。接着，通过反转操作开始黏膜下剥离。很难从前壁肛侧的切线方向接近，当联合应用带线夹牵引法时，黏膜下层的可辨识性提高，在适当的牵引下可以进行剥

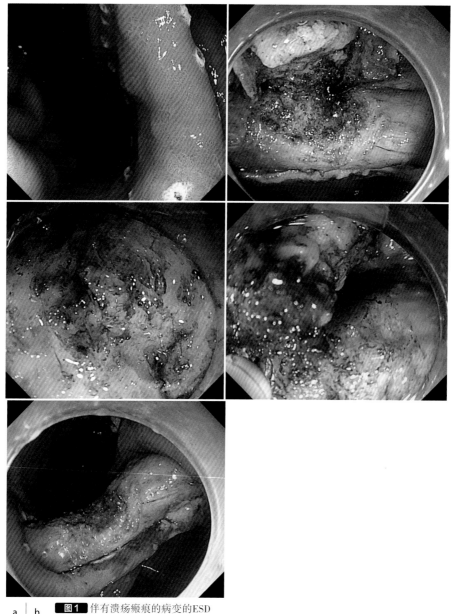

a	b
c	d
e	

图1 伴有溃疡瘢痕的病变的ESD

a 胃部小弯的0-Ⅱc型病变。在病变中心部伴有溃疡瘢痕。

b 通过对瘢痕周围进行适当的处理，肌层的走行变得清晰。

c 接近病变以后通过按压透明软帽，可以对剥离线施加适当的垂直方向的牵引力。

d 通过接近和适当的张力，用一次性黏膜切开刀Dual Knife可以剥离。

e ESD后的溃疡。在中心部见有严重的纤维化。

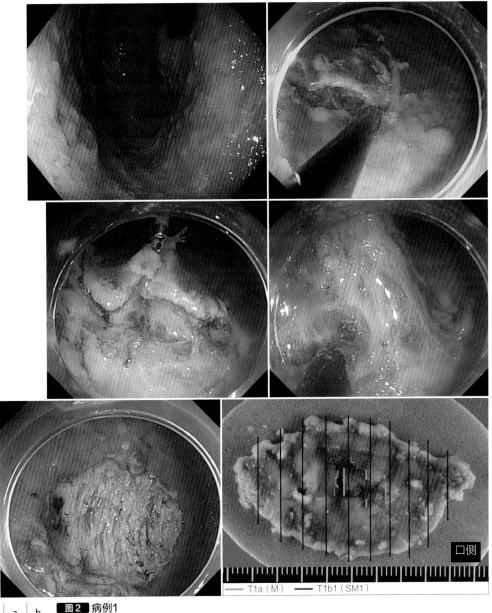

T1a（M）━━━ T1b1（SM1）

a	b
c	d
e	f

图2 病例1

a 胃体上部大弯前壁处的10 mm大的0-Ⅱc型病变。

b 使用Q260J内镜的反转图像。很难从切线方向接近。

c 当联用带线夹牵拉法时，对要剥离的黏膜下层施加了良好的牵引，改善了黏膜下层的可辨识性。

d 通过多向弯曲内镜（multi bending scope），可以从切线方向接近，改善了一次性黏膜切开刀IT knife2的操作感觉。

e ESD后的溃疡。可见在顺向操作中病变部为正面观。

f 切除标本的标测图。

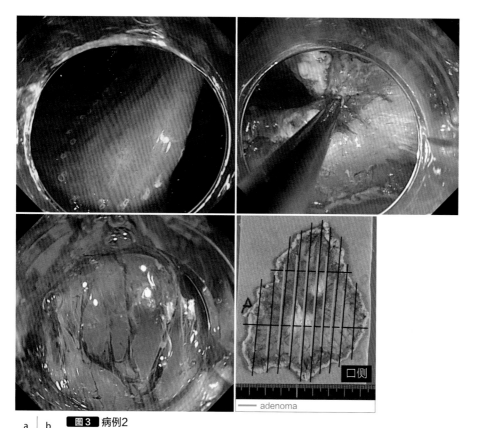

<table>
<tr><td>a</td><td>b</td></tr>
<tr><td>c</td><td>d</td></tr>
</table>

图3 病例2

a 以胃体中部到前庭部的小弯侧为主体、扩展到前后壁的60 mm大的0-Ⅱc型病变。

b 虽然使用Q260J内镜边吸气边进行黏膜下剥离,但很难接近。

c 装上带线夹,改用多向弯曲内镜(multi-bending scope)后,能够接近黏膜下层的剥离面了。

d 切除标本的标测图。

离。但是由于病变较大,在剥离胃角部前壁侧时,很难从切线方向向黏膜下接近,无法在形成良好视野的同时进行剥离。因此,改为多向弯曲内镜,通过使用第二弯曲部可以接近黏膜下(**图3c**),可以在稳定的视野下顺利进行剥离,无并发症地完成了整块切除(处置时间162 min)。

最终病理诊断为管状腺瘤(tubular adenoma),Grade Ⅲ,64 mm×55 mm,pHM0,pVM0。适当的牵引法和多向弯曲内镜的利用是有效的。

结束语

根据 JCOG0607 的研究结果,扩大了 ESD 的适应证。与此同时,可以预见在日常临床中对于大病变和伴有瘢痕的高难度病例的 ESD 数量也将增加。尽管通过牵引法等治疗方法的改进和技术的进步以及治疗器械的开发,ESD 的治疗困难问题正逐步得到解决,但存在一定数量的治疗困难病例也是不争的事实。为了缩短治疗时间,减少治疗的并发症,有必要在充分理解治疗困难病例的特征及前人建立的治疗方法和应对策略的基础上,在不断训练积累 ESD 经验的同时,继续努力开发新的治疗器具和治疗方法。

参考文献

[1] 日本胃癌学会(編). 胃癌治療ガイドライン, 第5版. 金原出版, 2018.

[2] Hasuike N, Ono H, Boku N, et al. A non-randomized confirmatory trial of an expanded indication for endoscopic submucosal dissection for intestinal-type gastric cancer (cT1a): the Japan Clinical Oncology Group study (JCOG0607). Gastric Cancer 21:114-123, 2018.

[3] Oka S, Tanaka S, Kaneko I, et al. Advantage of endoscopic submucosal dissection compared with EMR for early gastric cancer. Gastrointest Endosc 64:877-883, 2006.

[4] Goto O, Fujishiro M, Kodashima S, et al. Is it possible to predict the procedural time of endoscopic submucosal dissection for early gastric cancer? J Gastroenterol Hepatol 24:379-383, 2009.

[5] Nagata S, Jin YF, Tomoeda M, et al. Influential factors in procedure time of endoscopic submucosal dissection for gastric cancer with fibrotic change. Dig Endosc 23:296-301, 2011.

[6] Chung IK, Lee JH, Lee SH, et al. Therapeutic outcomes in 1000 cases of endoscopic submucosal dissection for early gastric neoplasms: Korean ESD Study Group multicenter study. Gastrointest Endosc 69:1228-1355, 2009.

[7] Imagawa A, Okada H, Kawahara Y, et al. Endoscopic submucosal dissection for early gastric cancer: results and degrees of technical difficulty as well as success. Endoscopy 38:987-990, 2006.

[8] 辰巳功一, 上堂文也, 竹内洋司, 他. 早期胃癌ESD適応拡大病変に対する不完全切除の要因と対策. 胃と腸 43:44-50, 2008.

[9] 岡志郎, 田中信治, 金子巖, 他. 早期胃癌ESD適応拡大病変に対する不完全摘除の要因と対策. 胃と腸 43:51-60, 2008.

[10] 貝瀬満, 山崎琢士, 仲吉隆, 他. 早期胃癌に対するESD切除成績と切除困難例の特徴. 胃と腸 41:45-51, 2006.

[11] 三島利之, 三宅直人, 長南明道, 他. 早期胃癌ESD適応拡大病変に対する不完全切除例の検討. 胃と腸 43:33-43, 2008.

[12] 阿部清一郎, 金城徹, 草野央, 他. State of the art—潰瘍合併早期胃癌に対するESD. 胃がん perspective 2:98-105, 2009.

[13] Yano T, Hasuike N, Ono H, et al. Factors associated with technical difficulty of endoscopic submucosal dissection for early gastric cancer that met the expanded indication criteria: post hoc analysis of a multi institutional prospective confirmatory trial (JCOG0607). Gastric Cancer 23:168-174, 2020.

[14] Jeon WJ, You IY, Chae HB, et al. A new technique for gastric endoscopic submucosal dissection: peroral traction assisted endoscopic submucosal dissection. Gastrointest Endosc 69:29-33, 2009.

[15] Hijikata Y, Ogasawara N, Sasaki M, et al. Endoscopic submucosal dissection with sheath-assisted counter traction for early gastric cancers. Dig Endosc 22:124-128, 2010.

[16] Aihara H, Kumar N, Ryou M, et al. Facilitating endoscopic submucosal dissection: the suture-pulley method significantly improves procedure time and minimizes technical difficulty compared with conventional technique: an ex vivo study (with video). Gastrointest Endosc 80:495-502, 2014.

[17] Yoshida M, Takizawa K, Ono H, et al. Efficacy of endoscopic submucosal dissection with dental foss clip traction for gastric epithelial neoplasia: a pilot study (with video). Surg Endosc 30:3100-3106, 2016.

[18] Yoshida M, Takizawa K, Suzuki S, et al. Conventional versus traction-assisted endoscopic submucosal dissection for gastric neoplasms: a multicenter, randomized controlled trial (with video). Gastrointest Endosc 87:1231-1240, 2018.

[19] 山下聡, 布袋屋修, 野村浩介, 他. マルチベンディングスコープの特徴と有用性. 消内視鏡 26:1296-1298, 2014.

[20] 飽本哲兵, 後藤修, 佐々木基, 他. 穿孔させない穹窿部あるいは胃体部大彎病変のESDのコツ. 消内視鏡 28:1067-1072, 2016.

[21] 宮原貢一, 緒方伸一, 富永直之. 胃穹窿部と体上・中部大彎病変に対するESDにおける右側臥位の有用性. Gastroenterol Endosc 53:1482-1483, 2011.

[22] 野中哲, 小田一郎, 阿部清一郎, 他. 胃ESDにおけるITナイフによる近位側アプローチ法. 消内視鏡 61:1435-1445, 2019.

[23] 阿部清一郎, 小田一郎, 居軒和也, 他. 胃ESD治療困難例に対するさまざまな手技の工夫. 消内視鏡 30:455-462, 2018.

Summary

Clinical Characteristics of Gastric Cancers That Are Difficult to Treat by Endoscopic Submucosal Dissection and Measures Against Them

Maasa Sasabe[1], Keiichiro Nakajo, Atsushi Inaba, Hironori Sunakawa, Tomonori Yano

In the JCOG0607 clinical trial on expanded indications for endoscopic submucosal dissection (ESD), patients with ulcer (UL)-negative tumors >2cm or UL-positive tumors ≤3cm in size showed equivalent survival to those who underwent surgery with lymph node dissection. Thus, the clinical guidelines published by the Japanese Gastric Cancer Association in 2018 were expanded for ESD indications to include T1a intestinal-type gastric adenocarcinoma with UL-negative tumors >2cm or UL-positive tumors ≤3cm in size. These expanded indications can be problematic, resulting in issues like longer procedure time (≤ 120min), perforation, and/or piecemeal resection. Using the data from JCOG0607 to explore the factors related to technical difficulty of performing ESD for early gastric cancer, we found an association with UL-negative tumors >3cm in size, tumors located in the upper- or middle-third portion of the stomach, and patients ≤60 years old. Innovative methods, such as the use of traction apparatus and improvements in cutting devices, have gradually resolved the technical difficulty of ESD. Therefore, continuous efforts are necessary to develop new methods and devices for safer execution of ESD.

[1] Division of Endoscopy, National Cancer Center Hospital East, Kashiwa, Japan.

对于高龄早期胃癌患者的 EMR/ESD 适应证范围的扩大

伊藤 信仁 [1]

舩坂 好平 [2]

古川 和宏 [1]

角嶋 直美

古根 聪

和田 启孝

广濑 崇

室井 航一

铃木 智彦

铃木 孝弘

飞田 惠美子

平井 惠子

柴田 宽幸

中村 正直

川嶋 启挥 [3]

藤城 光弘 [1]

摘要●早期胃癌的ESD适应证，在治疗指南中被定义为能够获得与外科手术病例同等治疗效果的病变。由于Ⅰ期胃癌外科手术后的总生存率和疾病特异性生存率在80岁以上患者中产生背离，所以对于高龄患者不仅要考虑病变方面的因素，也有必要综合考虑年龄、合并疾病、全身状态、手术侵袭和术后QOL降低等因素。在对SM1胃癌施行ESD的研究中，R0切除率高，从eCura评分系统（eCura system）来看，淋巴结复发风险为7%左右的病例占多数。在本研究中，得出Charlson并发症指数（CCI）和肌少症（sarcopenia）相关因子PMI是与高龄者胃癌ESD治疗后的预后相关的独立因素。根据以上结果，以CCI和PMI等患者因素为基础，可以考虑在一部分高龄患者中将ESD的适应证范围扩大到SM1胃癌。在今后的前瞻性研究中，有必要提供关于高龄早期胃癌患者ESD的证据。

关键词　早期胃癌　内镜黏膜下剥离术（ESD）　高龄者长期预后　适应证范围扩大

[1] 名古屋大学大学院医学系研究科消化器内科学
　　〒466-8560 名古屋市昭和区鹤舞町65　E-mail : nito@med.nagoya-u.ac.jp
[2] 藤田医科大学消化管内科
[3] 名古屋大学附属病院光学诊疗部

前言

对早期胃癌的内镜治疗，通过从20世纪90年代开始开发的设备和手技，从内镜下黏膜切除术（endoscopic mucosal resection，EMR）过渡到内镜黏膜下剥离术（endoscopic submucosal dissection，ESD），证明其与外科胃切除具有同等的治愈性和长期效果，其治疗适应证范围扩大了。另一方面，淋巴结转移风险超过1%的病变的标准治疗是外科治疗，以往被作为ESD的适应证外病变。但是，对于早期胃癌中的黏膜下组织浸润癌（pT1b）的术前诊断的不确定性，以及对由于患者的年龄、合并疾病、全身状态而难以选择外科治疗的早期胃癌，由于考虑到可能的淋巴结转移风险，有时也可以选择内镜切除，因此这样的病变被改称为相对适应证病变这一叫法。

在考虑ESD的适应证方面，当把与外科治疗之间的治疗效果相比较作为前提时，对于并存疾病多的患者和平均剩余寿命相对变短的高龄患者，淋巴结转移风险小于1%有可能未必是适应证的必要条件。在本文中，将基于对早期胃癌高龄患者的认识，报道笔者等所施行的80岁以上早期胃癌患者的ESD的短期效果和长

表1 Charlson并发症指数（Charlson comorbidity index）

得分	疾病			
1分	心肌梗死	充血性心力衰竭	外周血管疾病	脑血管疾病（无麻痹）
	老年痴呆	慢性肺病	胶原病	消化性溃疡
	轻度肝病（无门静脉高压）	糖尿病（无三大并发症）		
2分	偏瘫（也包括对侧麻痹）	肾功能障碍（Cr≥3，透析中）	糖尿病（有三大并发症，DKA，HONK）	实体癌（过去5年以内，无转移）
	白血病（急性、慢性、红细胞增加）	淋巴瘤（巨球蛋白血症，骨髓瘤）		
3分	中度~高度肝病（伴有门静脉高压的肝硬化）			
6分	转移性实体癌	AIDS		

AIDS：acquired immuno deficiency syndrome，获得性免疫缺陷综合征；DKA：diabetic ketoacidosis，糖尿病酮症酸中毒；HONK：hyperosmolar non-ketotic diabetic coma，高渗透压性非酮性糖尿病昏迷。

期预后，并就对于高龄者早期胃癌的 ESD 的治疗方法进行阐述。

背景

1. 对于高龄者早期胃癌的认识

首先，在考虑高龄者早期胃癌的 ESD 时，要解决的第一个问题是应该以多少岁以上的患者为对象。实际上，根据报道文献的不同，75岁、80岁、85岁以上的都有，研究对象的年龄并不固定。关于 ESD 的治疗效果方面，被分为两种：切除率、并发症等方面的短期效果和预后方面的长期效果。在前者，由于手技的影响因素大，即使将研究对象年龄的截断值（cutoff value）改为 75 岁、80 岁等，结果也无大的不同。但是，在观察长期预后的研究中，由于也受到年龄相关的平均寿命的巨大影响，因此有必要明确研究对象的年龄。在本文中，在长期预后的研究中有意识地记载了研究对象的年龄。

据报道，在对高龄者早期胃癌的 ESD 治愈切除率和并发症发生等短期效果方面，与非高龄者之间比较没有差异。另一方面，关于长期预后方面，在 Abe 等的多中心合作研究的报道中，ESD 治愈切除后的 80 岁以上患者的 5 年生存率（overall survival，OS）为 80.3%。迄今为止的许多研究表明，高龄者早期胃癌 ESD 后死因大多为其他疾病。Sekiguchi 等报道，在 85 岁以上的超高龄患者中，根据血清白蛋白值和由淋巴细胞数求得的预后营养指数（prognostic nutritional index，PNI），ESD 后的长期预后可以分层（stratification）。另外，Iwai 等报道，根据由并存疾病求得的 Charlson 并发症指数（Charlson comorbidity index，CCI；**表1**），80 岁以上的高龄者早期胃癌 ESD 后的长期预后可以分层。

由此可见，关于高龄者早期胃癌 ESD 后的预后，受到营养指标、并存疾病等患者因素的影响。习惯上被使用的体力状态（performance status，PS）也属于这一类型，并且近年来也在通过虚弱（frail）、肌少症（sarcopenia）等多个层面进行研究。

2. 对于相对适应证病变的认识

即便是在胃癌治疗指南中相对适应证病变被定义以前，在实际临床中，对于适应证外病变也在根据各种理由施行 ESD。Abe 等报道，对于现在的未分化型癌的 ESD 适应证病变，及包括少数 SM 癌在内的未分化型胃癌的 ESD 的

R0切除率（整块切除，且水平切缘及垂直切缘阴性病例/全部病例）为91%；Hoteya等报道，对于SM1癌的ESD的R0切除率为95%。

另外，当从eCura C-2病例来看时，其大部分被认为是pT1b的分化型癌。在对于eCura C-2病例的追加外科切除的报道中，淋巴结转移风险约为10%。近年来，Hatta等开发出了eCura system，可以根据ESD后的组织病理学诊断结果推定淋巴结转移风险。另一方面，据报道，即使是eCura C-2患者也大多因其他疾病死亡。此外，Esaki等报道，在80岁以上的eCura C-2病例中，施行了追加外科切除的病例和未施行追加外科切除而进行随访观察的病例，在疾病特异性生存率（disease specific survival，DSS）和OS上均未见差异。

由此得知，即使对高龄者按照指南进行了治疗，也存在无法取得我们所期待的长期效果的病例。笔者认为，在考虑对于高龄者胃癌的EMR/ESD的适应证扩大方面，重要的是：①作为相对适应证病变的SM癌的通过ESD的局部切除率；②高龄者早期胃癌ESD后的长期预后及与长期预后相关的因素；③根据ESD后的组织病理学诊断结果的淋巴结转移风险。由于③可以通过上述的eCura system来推定，因此在本文中就①和②两点，以笔者所在医院的病例为对象进行了研究。

3. 目的

阐明①对于SM癌（SM1、SM2）的局部切除率和②高龄者早期胃癌ESD后的长期预后及与长期预后相关的因素。

对象和方法

1. 研究①

以笔者所在医院在2010—2019年对早期胃癌施行了ESD的620个病变中，经组织病理学诊断为pT1b的78个病变（全部年龄段）为对象。将pT1b病变分为SM1 36个病变和SM2 42个病变，研究了施行ESD时的整块切除率和R0切除率。另外，对未满80岁和80岁以上的病

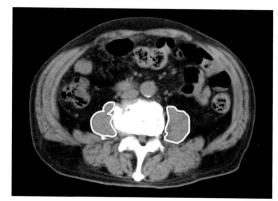

图1 PMI测量时的CT像。测量第三腰椎下缘的髂腰肌面积（黄色圆圈部分），算出PMI

例进行了上述项目的比较研究。

2. 研究②

以2006—2017年施行了早期胃癌ESD的114例80岁以上高龄患者为对象，就各因素（年龄、性别、内服药数量、CCI、PNI、肌少症相关因素）比较研究了治疗后的OS。根据《高龄者的安全的药物疗法指南（2015）》，以并发症增加的内服药数量6剂以上、5剂以下为标准；CCI以Iwai等的截断值3以上、2以下为标准；PNI以Sekiguchi等报道的小于44.6、44.6以上为标准。另外，肌少症相关因素采用了Hamaguchi等报道的用CT测量第3腰椎下缘的髂腰肌面积后计算出的腰肌指数（psoas muscle index，PMI；**图1**），并以之前报道的截断值男性6.36、女性3.92为标准。

另外，通过Cox回归分析的多变量分析提取出与治疗后的长期生存相关的独立因素。

结果

1. 研究①

研究对象为78例78个病变的不同浸润深度背景数据如**表2**所示。年龄、性别、肿瘤直径中值、切除直径中值在两组之间未见显著性差异。另外，虽然在病变部位、肉眼分型、UL的有无方面未见显著性差异，但在SM2组的未分化型癌明显增多。ESD的短期治疗效果如**表3a**所示。整块切除率在SM1组为94%，

表2 研究①不同浸润深度的背景数据

项目	总计	SM1	SM2	P值
病例数（例）	78	36	42	
年龄中值（范围）	72（47~89）岁	72（57~89）岁	74（47~81）岁	0.399
性别（男性：女性）	68：10	30：6	38：4	0.500
肿瘤直径中值（范围）	21（7~53）mm	22（4~85）mm	20（4~85）mm	0.348
切除直径中值（范围）	38（6~90）mm	38（10~78）mm	38（6~90）mm	0.449
病变部位（U：M：L）	19：42：15	8：19：9	11：23：6[*]	0.584
肉眼分型（隆起：平坦：凹陷）	30：4：44	14：2：20	16：2：24	1
组织型（分化型：未分化型）	67：11	36：0	31：11	<0.001
UL（无：有）	71：7	32：4	39：3	0.697

[*]：2例为术后胃。

表3 研究①ESD的不同浸润深度（a）、不同年龄段（b）的短期治疗结果

a

项目	SM癌总计	SM1	SM2	P值
病变数（个）	78	36	42	
切除时间中值（范围）	78（13~408）min	71.5（13~408）min	91.5（20~306）min	0.237
整块切除	75（96%）	34（94%）	41（98%）	0.584
R0切除	64（82%）	33（92%）	31（74%）	0.073
Ly（+）	35（45%）	12（33%）	23（55%）	0.070
V（+）	8（11%）	2（6%）	6（14%）	0.097
eCura评分系统得分（范围）	2（0~6）	1（0~4）	4（1~6）	<0.001
穿孔	2（3%）	1（3%）	1（2%）	1
术后出血	2（3%）	1（3%）	1（2%）	1

b

项目	SM癌总计	小于80岁	80岁以上	P值
病变数（个）	78	63	15	
浸润深度（SM1：SM2）	36：42	29：34	7：8	1
切除时间中值（范围）	78（13~408）min	74（13~408）min	115（33~295）min	0.237
整块切除	75（96%）	62（98%）	13（87%）	0.093
R0切除	64（82%）	53（84%）	11（73%）	0.453
Ly（+）	35（45%）	28（44%）	7（47%）	1
V（+）	8（10%）	10（16%）	0（0%）	0.195
eCura评分系统得分（范围）	2（0~6）	2（0~6）	2（0~5）	0.985
穿孔	2（3%）	1（2%）	1（7%）	0.350
术后出血	2（3%）	2（3%）	0（0%）	1

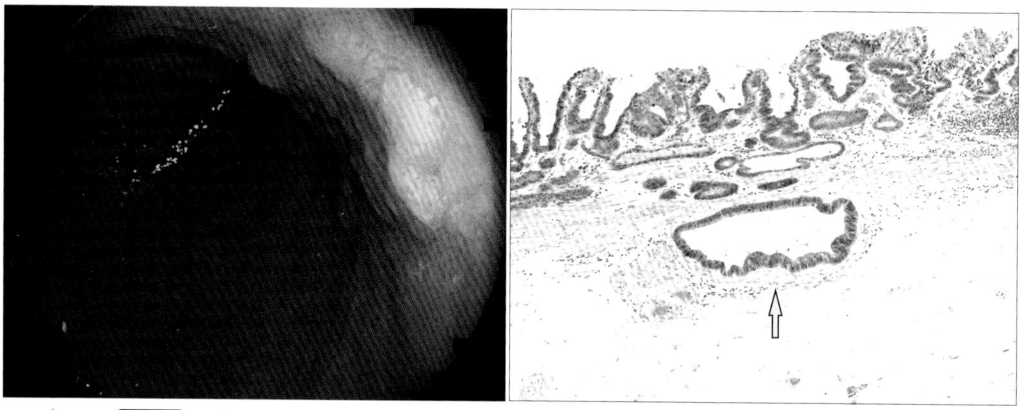

a | b

图2 SM癌的内镜像，组织病理像

a 胃体中部后壁的40 mm大的0-Ⅱa型病变。

b ESD后的组织病理像。高分化腺癌，在黏膜下组织见有200 μm浸润（黄色箭头所指），诊断为pT1b1（SM1），pHM0，pVM0，Ly0，V0。

在SM2组为98%，两组之间未见显著性差异；但R0切除率在SM1组为92%，在SM2组为74%，在SM2组有降低的趋势（$P = 0.073$）。另外，穿孔和术后出血无论在哪组均各有1例，并发症未见显著性差异。在治疗后的组织病理学诊断结果中，Ly(+)在SM1组为12例(33%)，在SM2组为23例（55%）；V（+）在SM1组为2例（6%），在SM2组为6例（14%），在SM2组有增多的趋势，但未见显著性差异。eCura评分系统得分的中值为SM1组1（0～4）和SM2组4（1～6），在SM2组明显高（$P < 0.001$）。另外，当同样将78例患者分为80岁以上和未满80岁两组进行比较时，在80岁以上组整块切除率有所下降，但两组在R0切除率和有害事件方面未见显著性差异（**表3b**）。SM癌的内镜像、组织病理像如**图2**所示。

在SM1的病例中，有90%得以R0切除，ESD后的组织病理学诊断结果也是eCura评分系统得分在4分以上的高风险组的病例少至只有5例（14%）。另一方面，在SM2的病例中，受到未分化癌较多这一点的影响，R0切除率为70%左右，在半数以上的病例为eCura评分系统得分4分以上的高风险组。

2. 研究②

115例研究对象的详细情况如**表4**所示。年龄中值为82岁，男女比例为7：3，在约80%的病例中PS为0～1。住院时内服药物数的中值为6（0～19），PNI的中值为46（22.5～58），CCI的中值为1（0～6）。肿瘤径、组织型、浸润深度如**表4**所示，在92例中得到了治愈性切除。术中、术后的并发症为穿孔3例、术后出血4例、肺炎2例。

关于全部115例的治疗后的长期效果，观察期的平均值为4.67年，在观察期内见有43例死亡。主要死因如**表5**所示，有41例为其他疾病死亡，由胃癌引起的死亡只有2例。关于治疗后的OS，3年OS为84.8%，5年OS为72.0%（**图3**）。不同因素的生存曲线如**图4**所示。在CCI为3以上的CCI高值组，3年OS为63.5%，5年OS为42.3%，与CCI低值组相比明显不良（log rank检验0.005）。另外，在对100例可以进行CT评估的患者的分析中，在PMI低值组，3年OS为85.1%，5年OS为70.3%，与PMI高值组相比明显不良（log rank检验0.018）。关于其他因素，在OS方面未见显著性差异。

当采用Cox回归分析的多变量分析分析与ESD后的生存相关的因素时，CCI 3以上的危害比（hazard ratio，HR）为3.327（95%CI 1.120～9.886），PMI低值的HR为2.763（95%CI 1.059～

表4 研究②研究对象的详细情况	
项目	
病例数	115例
年龄中值（范围）	82（80~91）岁
性别	
男性	82（71%）
女性	33（29%）
BMI（范围）	22.3（15.8~32.1）kg/m^2
体力状态	
0	74
1	21
2≥	20
入院时内服药物数（范围）	6（0~19）
PNI（范围）	46（22.5~58）
CCI（范围）	1（0~6）
肿瘤径中值（范围）	20（2~90）mm
组织型	
分化型癌	107
未分化癌	8
浸润深度[*]	
T1a（M）	96
T1b1（SM1）	10
T1b2（SM2）	8
治愈切除率	92（80%）
有害事件	
穿孔	3
术后出血	4
肺炎	2

[*]：1例因分割切除而判定困难。
BMI：body mass index，人体质量指数；PNI：prognostic nutritional index，预后营养指数；CCI：Charlson comorbidity index，Charlson 并发症指数。

7.207），作为独立因素被提取出来（**表6**）。

因此，我们清楚了，80岁以上高龄者的早期胃癌ESD后的死亡大多是由其他疾病导致；CCI和PMI与长期生存相关。

讨论

关于SM癌的ESD的短期效果，如前所述，在Hoteya等的报道中，对于SM1的胃癌的R0切除率为95%，相当于现在的eCura B的病变

表5 研究②死亡病例的死因	
主要的死因	**病例数**
其他脏器癌	10例
肺炎	10例
胃癌	2例
心力衰竭	2例
淋巴瘤	2例

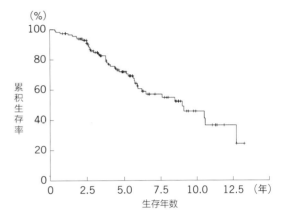

图3 研究②治疗后的生存曲线

为63.8%。另外，在Kakushima等的报道中，对于在ESD前通过术前内镜检查被诊断为适应证外的104个病变的ESD后的组织病理学诊断结果显示，16例（15%）为eCura A，1例（1%）为eCura B。包括浸润深度到SM2的病变在内的整块切除率为97%，R0切除率为71%，在笔者所在医院的研究中，如前所述，整块切除率为96%，R0切除率为82%，认为与过去的报道为同等程度。另外，在SM1的病例中，有92%得到了R0切除，就连ESD后的组织病理学诊断结果也是eCura评分系统得分4分以上的高风险组病例少至5例（14%）的结果，考虑到高龄患者的手术侵袭和生活质量(quality of life, QOL)下降，笔者认为，适应证范围有可能被扩大。但是，在SM2的病例中，也有未分化癌较多这一点的影响，R0切除率为74%，有23例（55%）为eCura评分系统得分4分以上的高风险组。因此，我们得知，在SM2的病例中，不施行追加外科手术而随访观察的病例淋巴结复发的风险高。笔者认为，仅对长期预后不良的群体和不能耐受追加外

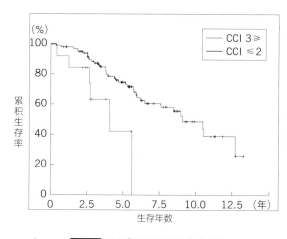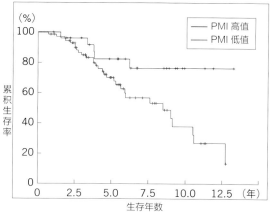

图4 研究②不同因素的生存曲线

a | b

a CCI组。log rank检验，*P* = 0.005。
b PMI组。log rank检验，*P* = 0.018。

表6 研究②与ESD后的生存相关的因素的分析结果

	病例数 (例)	单变量分析			多变量分析		
		HR	95%CI	*P*值	HR	95%CI	*P*值
年龄							
≥85	27	1.254	0.598～2.630	0.549			
<85	88	1					
性别							
男性	82	1.336	0.656～2.723	0.425			
女性	33	1					
内服药物数							
≥6	60	1.650	0.884～3.082	0.113			
≤5	55	1					
CCI							
≥3	13	3.405	1.371～8.456	0.008	3.327	1.120～9.886	0.031
≤2	102	1			1		
PNI							
<44.6	35	1.369	0.735～2.549	0.322			
≤44.6	80	1					
PMI							
PMI低值	80	2.974	1.149～7.699	0.025	2.763	1.059～7.207	0.038
PMI高值	35	1			1		

CCI：Charlson comorbidity index，Charlson并发症指数；PNI：prognostic nutritional index，预后营养指数。

科手术的群体适用 ESD 是现实的。

关于高龄者早期胃癌 ESD 后的长期效果，Abe 等报道，对于 80 岁以上高龄者的 ESD 后的 OS，在治愈性切除病例组 5 年 OS 为 80.3%，在非治愈性切除病例随访观察组为 66.7%。另外，Iwai 等报道，对于 80 岁以上高龄者的 ESD 后的 OS，全部病例 5 年 OS 为 83.7%，在 CCI 3 以上的组为 61.5%；在笔者所在医院的研究中，全部病例 5 年 OS 为 72%，在 CCI 3 以上的组为 42.3%，与以往报道相比同样不良。

另外，Nunobe 等报道，以日本胃癌学会的日本全国登记病例为对象，求得各年龄组Ⅰ期胃癌手术病例的 5 年后的 OS 和 DSS，在 80～84 岁组，OS 为 73.7%，DSS 为 95.5%；在 85～89 岁组，OS 为 58.1%，DSS 为 93.4%；在 90 岁以上组，OS 为 47%，DSS 为 91.4%。在 80 岁以上的高龄者中，为随着年龄的增长 OS 和 DSS 逐渐背离的结果，显示Ⅰ期胃癌手术后的死因大多为其他疾病。并且，在该研究的不同浸润深度的分析中也显示，在 M 癌外科手术病例中，80～84 岁组、85～89 岁组、90 岁以上组的 5 年 OS 分别为 77.5%、60.5%、42.5%，同样不良，反映出因其他疾病死亡的影响较大。这个结果可以解释为，即使是复发病例少的Ⅰ期胃癌，由于高龄而一定程度上存在自然死亡、因其他疾病死亡，OS 也会降低。此外，有报道指出，即使是早期胃癌的腹腔镜手术，在术后 1 年体重也减少 8%，肌肉量减少 4%，因此手术的侵袭、身体负担、营养不良也可能与 OS 的降低有关。这样就意味着高龄者术后 5 年内的死亡病例也较多，存在对早期胃癌的外科手术无助于长期预后的群体。

在此前的研究中，有报道称，CCI 和 PNI 与高龄者早期胃癌 ESD 后的预后有关。在笔者所在医院的研究中，当采用 Cox 回归分析的单变量分析和多变量分析，分析与 80 岁以上高龄者早期胃癌 ESD 后的死亡相关的因素时，CCI 3 以上和 PMI 低值作为独立的风险因素被提取出来。该结果提示，在并存疾病多的高龄者和

肌少症（sarcopenia）进展的高龄者中，ESD 后因其他疾病而死亡的风险高，即使是相对适应证病变，选择 ESD 更可以回避手术引起的 QOL 下降、日常生活活动（activities of daily living，ADL）减少和体重减少，有可能使患者获益。

这样，对于高龄者有可能可以施行对于浸润深度 SM1 的胃癌的 ESD 的适应证扩大手术，并且在有合并疾病和肌少症进展的高龄者中，对于浸润深度 SM2 的胃癌的 ESD 也有可能被允许。

结束语

虽然散见有单一的因素与高龄者胃癌的预后相关的报道，但由于不存在采用多个患者因素预测高龄者胃癌的预后的模型，笔者期待通过以确立对 80 岁以上的早期胃癌患者的治疗选择系统为目标的多中心协作试验——E-STAGE 试验和以高龄者早期胃癌 ESD 的适应证扩大为目标的 JCOG1902 的结果获得进一步的认识。

参考文献
[1] Toyokawa T, Fujita I, Morikawa T, et al. Clinical outcomes of ESD for early gastric neoplasms in elderly patients. Eur J Clin Invest 41:474-478, 2011.
[2] Kato M, Michida T, Kusakabe A, et al. Safety and short-term outcomes of endoscopic submucosal dissection for early gastric cancer in elderly patients. Endosc Int Open 4:E521-526, 2016.
[3] Abe N, Gotoda T, Hirasawa T, et al. Multicenter study of the long-term outcomes of endoscopic submucosal dissection for early gastric cancer in patients 80 years of age or older. Gastric Cancer 15:70-75, 2012.
[4] Hatta W, Gotoda T, Oyama T, et al. Is radical surgery necessary in all patients who do not meet the curative criteria for endoscopic submucosal dissection in early gastric cancer? A multi-center retrospective study in Japan. J Gastroenterol 52:175-184, 2017.
[5] Sekiguchi M, Oda I, Suzuki H, et al. Clinical outcomes and prognostic factors in gastric cancer patients aged ≥85 years undergoing endoscopic submucosal dissection. Gastrointest Endosc 85:963-972, 2017.
[6] Iwai N, Dohi O, Naito Y, et al. Impact of the Charlson comorbidity index and prognostic nutritional index on prognosis in patients with early gastric cancer after endoscopic submucosal dissection. Dig Endosc 30:616-623, 2018.
[7] Toya Y, Endo M, Nakamura S, et al. Long-term outcomes and prognostic factors with non-curative endoscopic submucosal dissection for gastric cancer in elderly patients aged ≥ 75 years. Gastric Cancer 22:838-844, 2019.
[8] Esaki M, Hatta W, Shimosegawa T, et al. Age Affects Clinical management after noncurative endoscopic submucosal dissection for early gastric cancer. Dig Dis 37:423-433, 2019.

[9] Abe S, Oda I, Suzuki H, et al. Short- and long-term outcomes of endoscopic submucosal dissection for undifferentiated early gastric cancer. Endoscopy 45:703-707, 2013.

[10] Hoteya S, Yamashita S, Kikuchi D, et al. Endoscopic submucosal dissection for submucosal invasive gastric cancer and curability criteria. Dig Endosc 23:30-36, 2011.

[11] Kawata N, Kakushima N, Takizawa K, et al. Risk factors for lymph node metastasis and long-term outcomes of patients with early gastric cancer after non-curative endoscopic submucosal dissection. Surg Endosc 31:1607-1616, 2017.

[12] Hatta W, Gotoda T, Oyama T, et al. A Scoring System to Stratify Curability after Endoscopic Submucosal Dissection for Early Gastric Cancer: "eCura system". Am J Gastroenterol 112:874-881, 2017.

[13] Hamaguchi Y, Kaido T, Okumura S, et al. Impact of quality as well as quantity of skeletal muscle on outcomes after liver transplantation. Liver Transpl 20:1413-1419, 2014.

[14] Kakushima N, Hagiwara T, Tanaka M, et al. Endoscopic submucosal dissection for early gastric cancer in cases preoperatively contraindicated for endoscopic treatment. United European Gastroenterol J 1:453-460, 2013.

[15] Nunobe S, Oda I, Ishikawa T, et al. Surgical outcomes of elderly patients with Stage I gastric cancer from the nationwide registry of the Japanese Gastric Cancer Association. Gastric Cancer 23:328-338, 2020.

[16] Matsushita H, Tanaka C, Murotani K, et al. Nutritional recovery after open and laparoscopic distal gastrectomy for early gastric cancer:a prospective multicenter comparative trial(CCOG1204). Dig Surg 35:11-18, 2018.

Summary

Expanded Indication of EMR/ESD for Early Gastric Cancer in the Elderly

Nobuhito Ito[1], Kohei Funasaka[2],
Kazuhiro Furukawa[1], Naomi Kakushima,
Satoshi Furune, Hirotaka Wada,
Takashi Hirose, Koichi Muroi,
Tomohiko Suzuki, Takahiro Suzuki,
Emiko Hida, Keiko Hirai,
Hiroyuki Shibata, Masanao Nakamura,
Hiroki Kawashima[3], Mitsuhiro Fujishiro[1]

The indications of ESD (endoscopic submucosal dissection) for early gastric cancer are the lesions that provide equivalent treatment outcomes to surgery. A nationwide study revealed that an increasing gap existed between the overall survival rate and disease-specific survival rate following stage 1 gastric cancer surgery in the elderly. So, not only the disease factors but also the patient's factors should be considered comprehensively among the earlier mentioned elderly. In this study, the R0 resection of ESD has achieved a high rate in SM1 gastric cancer, with the risk of lymph node recurrence by the eCura system estimated at about 7% in most cases. Moreover, the independent factors of prognosis in the elderly following ESD for gastric cancer were CCI and sarcopenia-related factor PMI. Therefore, the indications of ESD in the elderly may also be applicable to SM1 gastric cancer, especially in patients who are unlikely to expect long-term prognosis based on CCI and PMI. To establish an indication of gastric ESD limited to the elderly, a further prospective study should be conducted.

[1] Department of Gastroenterology and Hepatology, Nagoya University Graduate School of Medicine, Nagoya, Japan.
[2] Department of Gastroenterology, Fujita Health University Hospital, Toyoake, Japan.
[3] Department of Endoscopy, Nagoya University Hospital, Nagoya, Japan.

EMR/ESD 标本的病理学评价及其存在的问题

——从病理诊断的角度

二村 聪 [1]

田边 宽

太田 敦子 [2]

小野 贵大 [1、3]

今村 健太郎 [4、5]

金光 高雄 [5]

宫冈 正喜

八尾 建史

植木 敏晴 [6]

岩下 明德 [1]

摘要● 在对于早期胃癌的内镜治疗迅速普及的今天，切除标本的正确的组织病理学评价是必需的必要条件，例如肿瘤直径、主要的组织型、壁浸润深度、有无脉管侵袭、有无未分化型癌的混合、未分化型癌混合部的大小、有无癌灶内消化性溃疡、有无切除切缘的癌等是必需的检查项目。另外，这些是评价治愈性时的重要的判断依据。胃癌在其发育、进展的过程中，经常会在肿瘤内出现或混合不同的组织型。基于这样的癌组织的不均一性/多样性（heterogeneity），认真且慎重地进行病理诊断是非常重要的。

关键词　早期胃癌　组织混合型胃癌　癌组织的不均一性/多样性　溃疡瘢痕　标本的处理

[1] 福冈大学筑紫病院病理部·病理诊断科　〒818-8502 筑紫野市俗明院 1 丁目 1-1
[2] 同　临床检查部
[3] 同　炎症性腸疾患センター
[4] 同　救急科
[5] 同　内視鏡部
[6] 同　消化器内科

前言

　　内镜下切除的胃的标本（以下记作"切除标本"）的处理方法的原则被明确记载于《胃癌处置规则（第 15 版）》中。虽然基于这一原则日常进行病理诊断，但在组织病理学上评价内镜治愈性时有几个注意点，例如癌灶内的消化性溃疡或溃疡瘢痕（pUL）的有无、前述的溃疡瘢痕和活检瘢痕之间的鉴别、未分化型癌混合部的大小的测量等。在对于早期胃癌的内镜治疗迅速普及的今天，要求尽可能正确地评价这些项目，并记载在病理诊断报告书中。

　　在本文中，首先概述切除标本的标准的处理方法，接着详细介绍在内镜治愈性评价中所需的组织病理学项目，以便于在日常诊疗中运用。

切除标本的标准的处理方法

　　切除标本的处理方法最好参照《胃癌处置规则（第 15 版）》。在处理中最重要的是将新鲜切除标本尽可能"迅速地"浸渍于福尔马林中。对于切除标本来说，不仅是切除切缘，中心部位也不同程度地受到高频电流（烧灼）的影响，越是治疗中耗时长的病例，对其影响越大（**图 1**）。另外，胃黏膜组织也是每时每刻地在不断地自溶（autolysis）。尤其是在胃体部腺 / 胃底腺区域的黏膜，这种现象尤为明显。在极端的情况下，在组织病理学上几乎无法评估病灶部位。因此，必须"熟练地"处理新鲜切除标本。严禁将新鲜切除标本放置于室温下。

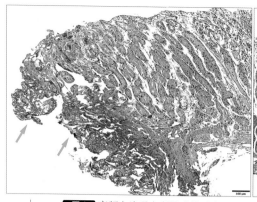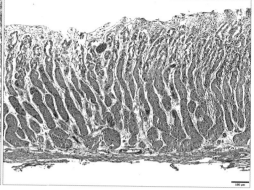

图1 高频电流通电所导致的对内镜切除标本的影响。对于胃体部黏膜内印戒细胞癌施行ESD病例（治疗时间约90 min）的切除黏膜组织像。由于高频电流的通电而使组织发热，构成细胞的蛋白质成分因热凝固而变质。由于细胞膜结构被保持，原有的胃底腺的轮廓得以保持。对水平切缘部的组织也造成了损伤（蓝色箭头所指处）（**a**）。即使是在标本中心部的黏膜部，整个全层也因热凝固而变质（**b**）。希望大家也关注黏膜下组织采取量极少（ESD深度浅）的点，以及最表层的上皮细胞脱落，黏膜固有层组织露出于表面的点

在切除标本处理的工序中包括以下内容。

1. 新鲜切除标本的伸展和粘贴在台板上

在台板（橡胶板、泡沫塑料、软木板等）上用虫针将新鲜切除标本伸展开，把黏膜面朝上粘贴。这时，为了与内镜观察时的肿瘤直径不矛盾，适当地使标本伸展，在水平切缘（黏膜切除切缘）附近用针固定。虽然可以重复使用台板，但应鼓励冲洗掉附着于台板表面的血液和黏液。

2. 福尔马林浸泡固定

粘贴切除标本后，将台板直接或翻转后放入容器中，充分加满10%中性缓冲福尔马林。固定时间以室温下24～48 h为标准。另外，福尔马林必须每次使用新的。

3. 图像拍摄

在适当的位置加上刻度鲜明的尺子，拍摄切除标本的整体图像（**图2a**），根据需要，也拍摄病灶部的近距图像。另外，为了写入（标测）肿瘤的范围、壁浸润深度以及未分化型癌混合部，也不要忘记拍摄切割后状态的肉眼观图像/整体图像（**图2b**）。

4. 固定后切除标本的切取

第一次切割要使得能从组织病理学上观察

到病灶的边缘部和水平切缘的距离最短的部分。接下来，相对于该切割线平行地以2.0～3.0 mm的间隔取材（**图3**）。另外，在存在长径小于5 mm的小型无蒂性/表面型病灶的情况下，以及在朝向溃疡瘢痕部的皱襞的集中点明显的情况下，考虑到因修片而损失的组织量，避开病灶中心进行切割。

未分化型癌混合病例的病理诊断

在《胃癌处置规程（第15版）》中，在癌灶内并存多种组织型的情况（组织混合型胃癌）的组织型分类中，按照面积大小的顺序全部记载各组织型是一个原则。特别是在切除标本中，"确认有无未分化型癌的并存"是治愈性评价所必需的。

在《胃癌治疗指南（第5版）》和《对于胃癌的ESD/EMR指南（第2版）》中，将低分化腺癌、印戒细胞癌或黏液腺癌为主的胃癌作为未分化型癌（undifferentiated-type carcinoma），将高分化腺癌、中分化腺癌或乳头状腺癌为主的胃癌作为分化型癌（differentiated-type carcinoma）。据此，在本文中将未分化型癌混合病例暂且定义为"不同

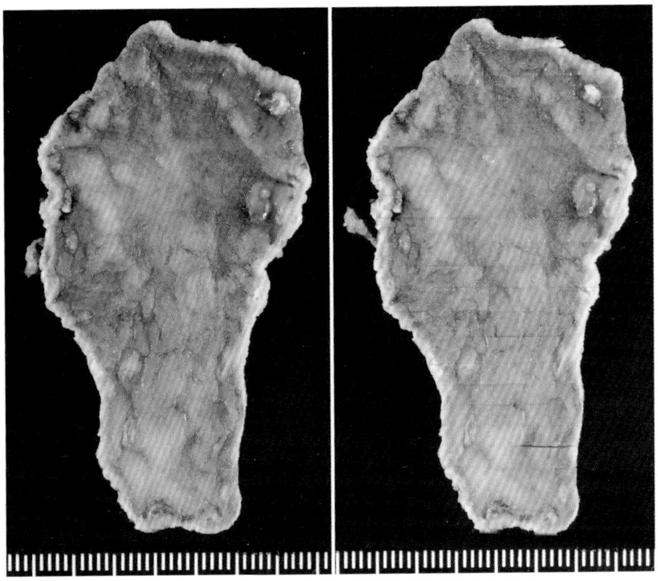

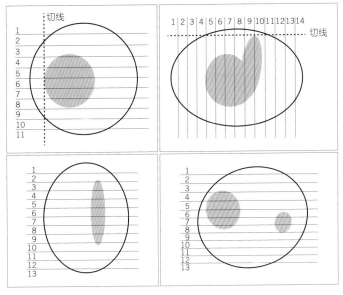

图2 内镜切除标本用福尔马林固定后的图像拍摄。在适当的位置加上刻度鲜明的尺子后拍摄标本的全貌（**a**）。为了记入肿瘤的范围，也一定要拍摄切割后状态的图像（**b**）

图3 内镜切除标本的切取方法

a，b 在最接近水平切缘的病灶处设想一条切线（图中的黑色虚线），相对于这条切线垂直地进行第一次切割。接着以2.0～3.0 mm的间隔，相对于最初的切割线平行地切割下去。在全部切割结束以后再拍摄肉眼观图像。另外，因为在图**b**中优先评估水平切缘，因此切割线与连接近端侧和远端侧的线不平行。

c 在存在线状病灶的情况下，不是平行于病灶长轴进行切割，而应尽量平行于病灶短轴进行切割。

d 在存在两个病灶的情况下，切割时应能够得到可证明各病灶独立的组织切片。

各图中的右侧表示近端，左侧表示远端。

程度混合有未分化型癌的分化型癌"，下面加以阐释。

组织病理学上，在这种未分化型癌混合病例中，有未分化型癌混合部的范围清晰的组和不那么清晰的组（**图4**）。也就是说，虽然在前者是分化型癌和未分化型癌分别呈区域性存在（**图4a**），但在后者是分化型癌和未分化型癌混合存在（**图4b～d**）。例如，在后者，虽然黏膜表层是分化型癌，但有时在中层以下

由未分化型癌构成，或是在整个黏膜全层复杂地混有中分化管状腺癌和低分化腺癌或黏液腺癌。因为这些组织病理学表现与后述的未分化型癌混合病例未分化型癌的长径的测量方法乃至治愈性评估直接相关，希望大家注意。

肿瘤径的测量

在分化型癌或未分化型癌单独病例中，如果将肿瘤的范围标测到切割图（加有切割线的

69

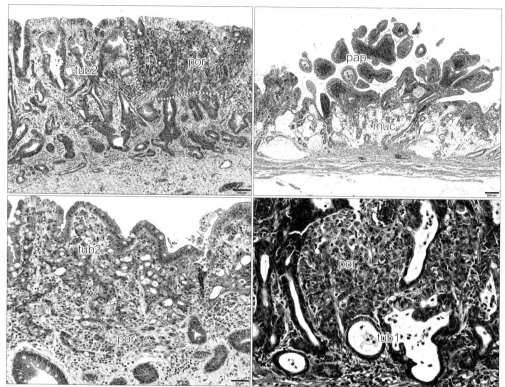

a	b
c	d

图4 未分化型癌混合病例的组织病理像

a 分化型癌（tub2）和未分化型癌（por）的边界（绿色虚线）比b～d清晰。

b 黏膜内癌灶的表层由分化型癌（pap）构成，而中层以下由黏液腺癌（MUC）构成。在胃癌治疗指南中，在以黏液腺癌为主的情况下判定为未分化型癌。

c 黏膜内癌灶的中层由分化型癌（tub2）构成，但在其深部混合有未分化型癌（por）。

d 在黏膜内癌灶中，分化型癌（tub1）和未分化型癌（por）混合存在。

对于b～d这样的病例，将未分化型癌混合的整个区域视为未分化型癌，测量该部位的长径，判定治愈性。

肉眼观图）上的话，就可以测量肿瘤直径（长径和短径）了（**图5a**）。

对于未分化型癌混合病例，在组织切片上掌握未分化型癌的混合部非常重要，必须判断是未分化型癌的组织量极少（即分化型癌为主），还是与分化型癌相比占有很大的面积（即未分化型癌为主）？如果混合的未分化型癌是微量的（例如小于1 mm），因为在切割图上测量长径是不可能的，因此要在病理诊断报告书中记载其要点。另外，不论组织量的多寡，在黏膜下浸润部见有未分化型癌的情况下，即使是以分化型癌为主，也会被判定为内镜治愈性评价C-2，希望大家注意。

另一方面，在未分化型癌具有一定面积的情况下，必须测量该区域的长径。尤其是在评估混合有未分化型的黏膜内癌的治愈性时，判断未分化型癌区域的范围是在2.0 cm以下还是超过2.0 cm（内镜治愈性eCure C-2），这极为重要。

如前所述，从组织病理学的角度来看，在未分化型癌混合病例中有未分化型癌混合部的范围清晰的组和不那么清晰的组。前者因为未分化型癌和分化型癌区域的边界基本清晰，如果制作出标测图的话，就可以测量未分化型癌的长径了（**图5b**）。还有，在未分化型癌的区域分布在多处的情况下，测量各自的长径，将其相加求和后的数值作为未分化型癌混合部

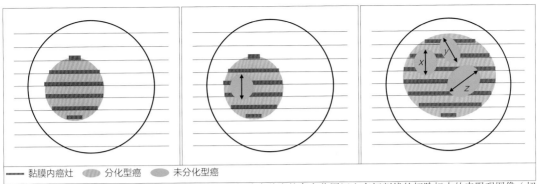

—— 黏膜内癌灶 　　 分化型癌 　　 未分化型癌

a **b** **c** 　**图5** 肿瘤径的测量方法。将各组织切片中肿瘤的存在范围记入有切割线的切除标本的肉眼观图像（切割图）中，进行重建。在重建图上测量肿瘤的长径（最大径），将其用于治愈性的判定（**a**）。在分化型癌灶和未分化型癌灶的边界清晰的情况下，重建未分化型癌的存在范围，测量该部位的长径（**b**）。在存在多个未分化型癌灶的情况下，分别测量各癌灶的长径（*x*，*y*，*z*），将这些加起来的数值用于治愈性的判定（**c**）。另外，在分化型癌和未分化型癌混合存在的情况下，将其整个区域视为未分化型癌，测量该部位的长径。如果长径超过20 mm，则内镜治愈性判定为C-2（eCura C-2）

的长径（**图5c**）。

另一方面，在未分化型癌混合部的范围不清晰的组，有人提出了将未分化型癌混合部的整个区域视为"未分化型癌"，测量该部位的长径的方法。

这种测量方法在以无癌灶内消化性溃疡的、2 cm以下的未分化型或未分化型为主的黏膜内癌为对象的关于ESD适应证范围扩大的多中心前瞻性研究［日本临床肿瘤协会（Japan Clinical Oncology Group，JCOG）1009/1010试验：关于对未分化型早期胃癌的内镜黏膜下剥离术的适应证扩大的非随机化验证性试验］中被采用。另外，这种测量方法在《胃癌处置规程（第15版）》和《胃癌治疗指南（第5版）》中都没有被记载，很难说内镜医生和病理医生都知道。鉴于这种现状，在《对于胃癌的ESD/EMR指南（第2版）》的"病理篇"中，明确记载了未分化型癌混合部大小的测量方法。期待今后这种测量方法能够普及给与胃癌的ESD标本的病理诊断相关的所有医生。

壁浸润深度的判定

壁浸润深度以癌浸润所及的最深的层判定（**图6a、b**），用T分类记载。例如，黏膜内癌记载为pT1a（M），黏膜下浸润癌记载为pT1b（SM）。另外，在《胃癌处置规程（第15版）》中不使用Tis（上皮内癌）这一用语。还有，即使癌在置换黏膜下异位胃腺和假性憩室部黏膜的同时发育到黏膜下组织，在该部不伴有明显的间质浸润的情况下，也记载为pT1a（M）。

在比癌组织的连续浸润部的最深处更深的部位确认有脉管浸润的情况下，将存在该脉管侵袭的层记载为壁浸润深度。例如，即使连续浸润部的最深部是黏膜肌层，在黏膜下组织确认有淋巴管浸润表现的情况下，壁浸润深度记载为pT1b（SM）。

在黏膜下浸润癌，测量从黏膜肌层下端到癌浸润的最深部的距离（相当于垂直浸润长度），其实测量值小于500 μm时记载为pT1b1（SM1），在500 μm以上时记载为pT1b2（SM2）。最好能在装有目镜测微计的显微镜下测量这些距离。在由于癌浸润而黏膜肌层断裂、消失的情况下，以肿瘤组织的最表层为基点，测量一直到最深部的距离。另外，即使由于癌灶内的溃疡瘢痕导致黏膜肌层不清晰，如果癌局限于覆盖瘢痕部的非肿瘤性黏膜内，则判定/记载为pT1a（M）（**图6c、d**）。另一方面，在溃疡瘢痕部的黏膜下组织见有明显的癌浸润的情

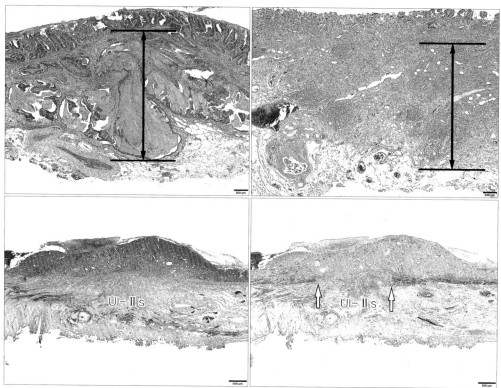

a	b
c	d

图6 壁浸润深度的判定

a，b 测量从黏膜肌层下端到癌浸润最深部的垂直浸润长度（黑色箭头所示）。其实测量值小于500 μm时判定为pT1b1（SM1），大于500 μm时判定为pT1b2（SM2）。图a是分化型黏膜下浸润癌，图b是未分化型黏膜下浸润癌。无论哪一个的内镜治愈性均判定为C-2（eCura C-2）。

c，d 在癌组织局限于UI-Ⅱs的溃疡瘢痕正上方的黏膜内时，即使黏膜肌层断裂或消失，壁浸润深度也判定为pT1a（M）。通过使用抗desmin抗体的免疫组织化学染色，可以确认黏膜肌层的断裂部（d的黄色箭头所指处）。

况下，则测量从接近于该部的、连接现有的黏膜肌层的假想线到最深部的距离。此外，对于黏膜肌层的鉴定，使用抗 desmin 抗体的免疫组织化学染色是有用的。

癌灶内的溃疡或溃疡瘢痕（pUL）的判定

癌灶内的（消化性）溃疡或溃疡瘢痕的有无也是在治愈性评价中必须检查的项目。在癌灶内确认有溃疡或溃疡瘢痕的情况下记载为pUL1，不能确认的情况下记载为pUL0。通常，在pUL1病变中，几乎都是Ⅱ度的瘢痕（UI-Ⅱs），从黏膜肌层的撕裂部向黏膜下组织全层逐渐扩展，伴有纤维化（以胶质纤维为代表的

细胞外基质在组织中过度蓄积的状态）（**图7**）。另一方面，由活检引起的瘢痕（通称"活检瘢痕"）作为局限于黏膜肌层正下方狭窄范围内的纤维化灶被辨识（**图8**）。但是，纤维化减轻／消失的 UI-Ⅱs，到底是癌灶内溃疡瘢痕还是活检瘢痕，在组织病理学上很难鉴别。在《胃癌治疗指南（第 5 版）》中，在不能鉴别两者的情况下判定为有溃疡瘢痕（pUL1）。另外，对于纤维化灶的鉴定，Masson 三色染色法（Masson's trichrome stain）和 Azan 染色法极为有用。

脉管浸润的判定

在内镜切除标本的病理诊断中，脉管浸润

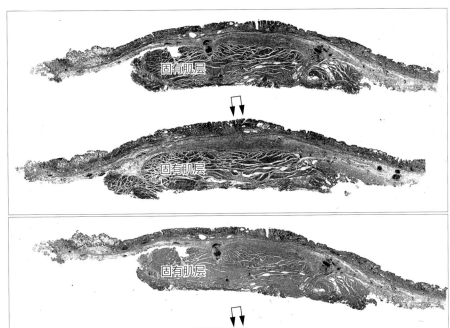

图7 癌灶内的溃疡瘢痕。并存UI-Ⅱs溃疡瘢痕的黏膜内分化型癌病例（a，b）。从黏膜肌层的断裂部（黑色箭头所指处）向黏膜下组织全层逐渐扩展并伴有纤维化。纤维化灶的范围通过Masson三色染色法（Masson's trichrome stain）染色被染成蓝色，变得更加清晰。希望大家也能注意到纤维化灶在2张切片上可以被观察到这一点（b）

的检查结果是追加治疗选择的判断材料。因此，脉管浸润的有无，最好同时使用弹性纤维染色和免疫组织化学染色进行正确的判定。对于淋巴管内皮的鉴定，可以使用抗平足蛋白（podoplanin）抗体（D2-40）的免疫组织化学染色；对于静脉壁的鉴定，可以使用弹性组织van Gieson染色（Elastica van Gieson stain，EVG）和维多利亚蓝–HE双重染色（Victoria-blue/HE double staining）。还有，即使是黏膜内癌（pT1a），在组织病理学上怀疑有脉管浸润时，最好积极施行前述的染色进行检查。因为偶尔也有在伴行的动脉不明显的细静脉内形成肿瘤栓的情况，因此通过追加染色的检查是有用的。在见有淋巴管浸润表现的情况下记载为Ly1，未见淋巴管浸润表现的情况下记载为Ly0；在见有静脉浸润表现的情况下记载为V1，未见静脉浸润表现的情况下记载为V0。

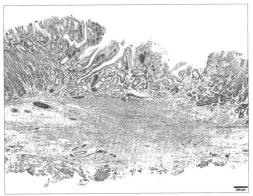

图8 癌灶内的活检瘢痕。见有局限于黏膜肌层正下方的狭窄范围内的纤维化灶。在瘢痕部正上方覆盖着伴有黏液腺化生的再生黏膜

切除切缘的判定

切除切缘有水平切缘（黏膜切除切缘）和垂直切缘（黏膜下组织切除切缘）之分。在这

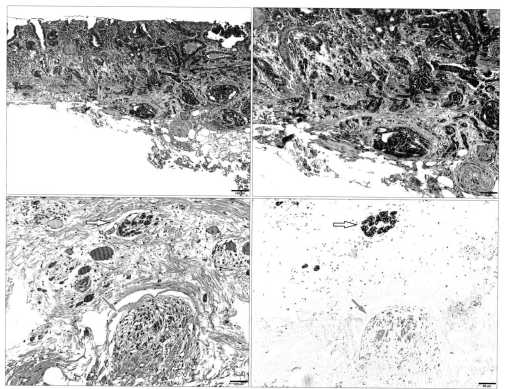

a	b
c	d

图9 切除切缘的判定

a，b 低分化腺癌的胞巢露出于垂直切缘（黏膜下组织切除切缘），判定为pVM1。内镜治愈性被判定为C-2（eCura C-2）。

c，d 在垂直切缘附近见有与低分化腺癌的胞巢（黄色箭头所指）容易混淆的外周神经纤维束（绿色箭头所指）。对于癌细胞和外周神经纤维的鉴别，使用CAM5.2等抗细胞角蛋白（cytokeratin）抗体的免疫组织化学染色是有用的。神经纤维束未使cytokeratin表达，呈阴性（d）。

些切缘见有肿瘤组织的情况下，分别记载为pHM1、pVM1（**图9a、b**），未见肿瘤组织的情况下分别记载为pHM0、pVM0。另外，在组织病理学上难以判定的情况下，则分别记载为pHMX、pVMX，但不宜滥用。在肿瘤组织接近切除切缘的情况下，最好将该切片深切，重新检查。

通常，内镜切除标本的切除切缘部及其附近的组织会受到高频电流/烧灼的影响。在治疗相当耗时的病例中，这种现象更为明显，例如会发生细胞的肿大（细胞水肿），与相邻细胞之间的结合性减弱/消失（细胞脱落），核的膨胀、浓缩、崩溃等各种变化。这其中，核膨胀明显的情况下容易与肿瘤细胞相混淆。另

外，垂直切缘组织必定伴有损伤，溃破的小血管的内皮细胞和神经纤维束容易与低分化腺癌的小胞巢相混淆（**图9c、d**）。不管在哪种情况下，最好是制作该组织切片的连续切片，进行再检查。另外，对于溃破的小血管的内皮细胞和神经纤维束与低分化腺癌的小胞巢之间的鉴别，使用CAM5.2等抗细胞角蛋白（cytokeratin）抗体的免疫组织化学染色是有用的。

病理学评估方面应注意的问题

首先，受到高频电流/烧灼严重影响的切除标本、内部伴有裂伤的标本、定向不明的分割切除标本是很影响正确的病理诊断。这些困扰病理医生的标本，是临床医生应该解决的问题。

表1 Ⅱ度消化性溃疡瘢痕（UI-Ⅱs）的病理学上的判定

肉眼表现
  ・黏膜皱襞的集中*（在许多情况下集中于一点）
组织病理学表现
  ・黏膜肌层的断裂
  ・黏膜肌层的肥厚和走行的紊乱（常常伴有纤维肌病）
  ・从黏膜肌层的断裂部向黏膜下组织逐渐扩展的纤维化
  ・存在于瘢痕部正上方的再生腺管
  这些表现在2个切片以上可以被观察到

*：在病程长的病例中有时皱襞集中表现不明显。
〔转载自"下田忠和，他．ESD標本における消化性潰瘍と活検瘢痕との鑑別．胃と腸 48: 16-24, 2013"，部分有改动〕

表2 活检瘢痕的组织病理学表现

  ・黏膜肌层的断裂非常局限，其范围通常为5 mm左右
  ・在因表浅部活检而形成的瘢痕，可以观察到轻度的黏膜肌层走行的紊乱和纤维肌病
  ・在因深部活检而形成的瘢痕，虽然伴有黏膜肌层的肥厚和纤维肌病，但其范围局限于黏膜肌层正下方的黏膜下组织。看不到涉及黏膜下组织全层的纤维化

〔转载自"下田忠和，他．ESD標本における消化性潰瘍と活検瘢痕との鑑別．胃と腸 48: 16-24, 2013"，部分有改动〕

其次，作为病理医生应该注意并克服的问题有：①未分化型癌混合病例的正确诊断；②缺乏纤维化的Ⅱ度溃疡瘢痕（UI-Ⅱs）的判定。

在问题①中，具体来说重要的是不漏过在分化型癌尤其是在中分化管状腺癌中混杂/潜在的低分化腺癌。通常，胃癌组织随着生长/增大，会在该组织内出现多种组织型。这反映了由肿瘤的生长/增大而引起的"肿瘤内的不均一性/多样性（heterogeneity）"。因此，在对肿瘤直径大的癌灶进行组织病理学检查时，必须充分注意这一点。也就是说，术前活检组织即使是低度异型高分化腺癌或超高分化腺癌，也有必要考虑到在肿瘤直径大的癌灶内部有可能混合/潜在低分化腺癌。

另外，如前所述，在未分化型癌混合病例中的未分化型癌成分的存在形式是各种各样的，既有与分化型癌之间边界清晰的病变，也有与分化型成分浑然一体的病变。在未分化型癌区域的大小测量中，在后者的情况下，重要的是将该区域整体视为未分化型癌进行对应。

在问题②中，在呈慢性经过的病例和黏膜下组织切除量少（即切除深度浅）的病例中，UI-Ⅱs的判定容易变得困难。另外，在这样的病例中，溃疡瘢痕和活检瘢痕之间的鉴别有时会很困难，所以最好用下田等的判定标准进行两者的鉴别（**表1，表2**）。笔者希望无论是

病理医生还是临床医生都要注意确认和核对手术前的活检的有无和图像表现等临床信息。

结束语

本文从病理诊断的角度出发，阐述了切除标本的标准的处理方法，以及内镜治愈性的组织病理学评价方法及其应注意的问题。笔者最后想强调的是，要想做出高质量的病理诊断，在认真而慎重观察的同时，与临床医生之间的意见沟通也是必不可少的。如果本文能引导各位读者更深入理解《胃癌治疗指南（第5版）》和《对于胃癌的ESD/EMR指南（第2版）》所记载的内容就太好了。

参考文献
[1] 日本胃癌学会(編). 胃癌取扱い規約. 第15版. 金原出版, 2017.
[2] 日本胃癌学会(編). 胃癌治療ガイドライン医師用2018年1月改訂. 第5版. 金原出版, 2018.
[3] 小野裕之, 八尾建史, 藤城光弘, 他. 胃癌に対するESD/EMRガイドライン(第2版). Gastroenterol Endosc 62:273-290, 2020.
[4] 二村聡. 病理医にとっての胃拡大内視鏡—私はこう考える. 胃と腸 53:1486-1487, 2018.
[5] 二村聡, 梅垣英次. 内視鏡切除標本の取扱いと根治度評価. 日本消化器内視鏡学会(監). 日本消化器内視鏡学会卒後教育委員会(編). 消化器内視鏡ハンドブック, 改訂第2版. 日本メディカルセンター, pp 291-299, 2017.
[6] 九嶋亮治. 組織混在型早期胃癌. 胃と腸 48:1533-1538, 2013.
[7] Takizawa K, Ono H, Hasuike N, et al. A nonrandomized, single-arm confirmatory trial of expanded endoscopic submucosal

dissection indication for undifferentiated early gastric cancer: Japan Clinical Oncology Group study (JCOG1009/1010). Gastric cancer, 2020 [Epub ahead of print].

[8] 下田忠和, 九嶋亮治, 小野裕之. ESD 標本における消化性潰瘍と生検瘢痕との鑑別. 胃と腸 48:16-24, 2013.

[9] 二村聡. 胃潰瘍の深さによる分類(通称, 村上分類). 胃と腸 54:630-631, 2019.

Summary

Histopathological Evaluation of the Specimens Obtained by Endoscopic Submucosal Dissection and Endoscopic Mucosal Resection, and Its Problems

Satoshi Nimura[1], Hiroshi Tanabe,
Atsuko Ota[2], Takahiro Ono[1, 3],
Kentaro Imamura[4, 5], Takao Kanemitsu[5],
Masaki Miyaoka, Kenshi Yao,
Toshiharu Ueki[6], Akinori Iwashita[1]

Considering the rapid and wide acceptance and use of endoscopic treatments for early gastric cancer, there is a need for more accurate histopathological evaluation of resected specimens. The following parameters must be recorded in the histopathological evaluation: tumor size (longest diameter), predominant histological type, depth of invasion, presence/absence of vascular infiltration, distribution of undifferentiated-type carcinoma, presence/absence of ulceration within the lesion, and resection margins. Furthermore, these parameters are also used as significant evidence in the evaluation of endoscopic curability. Intratumor heterogeneity is also observed during the tumor growth and progression of gastric cancer. Therefore, a meticulous histopathological examination of the endoscopically resected specimens is required.

[1] Department of Pathology, Fukuoka University Chikushi Hospital, Chikushino, Japan.
[2] Department of Clinical Laboratory, Fukuoka University Chikushi Hospital, Chikushino, Japan.
[3] Inflammatory Bowel Disease Center, Fukuoka University Chikushi Hospital, Chikushino, Japan.
[4] Department of Emergency, Fukuoka University Chikushi Hospital, Chikushino, Japan.
[5] Department of Endoscopy, Fukuoka University Chikushi Hospital, Chikushino, Japan.
[6] Department of Gastroenterology, Fukuoka University Chikushi Hospital, Chikushino, Japan.

内镜治愈性 B、C 病例的长期预后
——包括 eCura system 的合理性

盐月 一生[1]

泷泽 耕平

川田 登

吉田 将雄

薮内 洋平

山本 阳一

岸田 圭弘

今井 健一郎

堀田 欣一

石渡 裕俊

松林 宏行

小野 裕之

摘要● 本文就内镜治愈性（eCura）B（SM1）、eCura C-2 病例的长期预后进行了研究。eCura B（SM1）病例为197例（全部病例随访观察，观察期中值为58个月），5年总生存率（OS）为87.4%，5年疾病特异性生存率（DSS）为100%。eCura C-2 病例中，可以追踪3年以上的814例（追加外科切除535例/随访观察279例，观察期中值为63个月），5年OS为90.5%/72.0%，在追加外科切除组获得良好的结果；5年DSS为98.0%/97.6%，两组之间未见明显差异。根据eCura system的各风险组的DSS分别为低风险（99.1%/100%）、中风险（98.5%/94.8%）、高风险（94.0%/87.2%），当风险得分上升时，有因胃癌死亡人数增加的趋势，因此笔者认为将各风险组分层可以作为追加治疗选择的参考。

关键词 　早期胃癌　内镜黏膜下剥离术（ESD）　内镜治愈性 B　eCura C-2　风险评估

[1] 静冈县立静冈がんセンター内视镜科　〒411-8777 静冈县骏东郡长泉町下长窪 1007　E-mail：k.shiotsuki@scchr.jp

前言

作为对于早期胃癌的治疗方法，随着内镜黏膜下剥离术（endoscopic submucosal dissection，ESD）的诞生，对尺寸大的病变和伴有溃疡瘢痕的病变也可以整块切除了，并可进行正确的组织病理学评价。伴随着 ESD 的发展，由日本肿瘤临床研究小组（Japan Clinical Oncology Group，JCOG）进行的多中心前瞻性临床研究 JCOG0607、JCOG1009/1010，完善了对于早期胃癌的适应证和根治性的评价。

在 2018 年修订的《胃癌治疗指南（第 5 版）》中，作为治愈性的评估，定义了"内镜治愈性（eCura）"这一术语。此前被认为是"治愈性

切除"的被定义为 eCura A，被认为是"适应证扩大治愈性切除"的被定义为 eCura B，被认为是"非治愈性切除"的被定义为 eCura C。本次，就 eCura B 及 eCura C-2 病例的经过分析了笔者所在医院的数据，在本文中加以报道。

eCura B的临床处理

1. eCura B

eCura B 在《胃癌治疗指南（第 5 版）》中被定义为：脉管浸润阴性且肿瘤被整块切除，包括：① 2 cm 以下的未分化型为主的 pT1a、UL0；② 3 cm 以下的分化型为主的 pT1b（SM1，从黏膜肌层起小于 500 μm）。

关于①，由于在 JCOG1009/1010 试验中报

表1 SM1病例的背景

平均年龄（SD）	71.09（8.22）岁
性别（男性：女性）	170：27
ECOG，PS，no.（%）	
0	122（61.9%）
1	65（33.0%）
2	7（3.6%）
3	2（1.0%）
4	1（0.5%）
抗血栓药的使用	32（16.2%）
病变部位（U：M：L）	74：90：33
周在性（AW：GC：LC：PW）	31：43：64：59
肉眼分型	
凹陷型（0-Ⅱc，0-Ⅱb）	143（72.6%）
混合型（0-Ⅱa+Ⅱc）	20（10.2%）
隆起型（0-Ⅰ，0-Ⅱa，0-Ⅰ+Ⅱa）	34（17.3%）
UL1	33（16.8%）
肿瘤长径（SD）	14.12（6.38）mm

SD：standard deviation，标准差；ECOG：Eastern Cooperative Oncology Group，东部肿瘤协作组；PS：performance status，体力状态；AW：anterior wall，前壁；GC：greater curvature，大弯；LC：lesser curvature，胃小弯；PW：posterior wall，后壁。

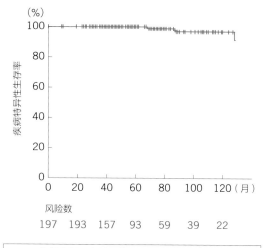

5 年 DSS　100%（95%CI N/A～N/A）
10 年 DSS　96.8%（95%CI 87.3～99.2）

图2 疾病特异性生存率（DSS）情况

道了良好的长期结果，在 2020 年 2 月修订的日本消化内镜学会的《对于胃癌的 ESD/EMR 指南（第 2 版）》中从 eCura B 改为了 eCura A。

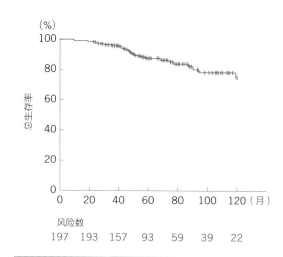

3 年 OS　95.9%（95%CI 91.9～97.9）
5 年 OS　87.4%（95%CI 80.9～91.7）

图1 总生存率（OS）情况

关于②，由于在 Gotoda 等的报道中，外科切除标本中的 3 cm 以下的 pT1b（SM1）的淋巴结转移率为 0%［0/145，95% 置信区间（confidence interval，CI）0% ~ 2.5%］，因此被视为淋巴结转移的风险非常低的病变，但由于长期预后尚不明确，在《胃癌治疗指南（第 5 版）》及《对于胃癌的 ESD/EMR 指南（第 2 版）》中被定义为 eCura B。实际上，由于关于内镜切除后 pT1b（SM1）的病例的长期预后的报道很少，因此利用笔者所在医院的数据，对 ESD 后 pT1b（SM1）的病例的经过进行了研究。

2. eCura B（SM1）病例的ESD后经过

以 2002 年 9 月—2017 年 12 月在笔者所在医院施行了 ESD 的 6,337 病变中，从 eCura B（SM1）病例中除去同时性病变 eCura C-2 的 1 例、残胃 / 胃管的 12 例、随访观察未满 3 年（因死亡而脱落的病例包括在分析中）的 24 例以外的 197 个病变为对象（**表1**）。全部病例在 ESD 后未施行追加外科切除，进行随访观察，观察期的中值为 58（9 ~ 201）个月。采用 Kaplan-Meier 法进行生存率的分析，总生存率（overall survival，OS）方面，3 年 OS 为 95.9%（95%CI 91.9% ~ 97.9%），5 年 OS 为 87.4%（95%CI 80.9% ~ 91.7%）（**图1**）。疾病特异

表2 本院的追加外科切除病例的淋巴结转移率（适用eCura system的病例）

风险分类	合计得分	患者数	淋巴结转移数	淋巴结转移率
低风险	0~1分	236例	7个	3.0%（95%CI 1.32%~6.11%）
中风险	2~4分	226例	25个	11.1%（95%CI 7.56%~15.9%）
高风险	5~7分	101例	29个	28.7%（95%CI 20.8%~38.2%）

性生存率（disease specific survival，DSS）为5年DSS 100%，10年DSS 96.8%（95%CI 87.3%~99.2%）（**图2**）。胃癌死亡见有3例，其中胃癌复发1例，异时多发病变导致的胃癌死亡2例。

根据以上结果可知，内镜治疗后eCura B（SM1）病例的长期预后良好。

eCura C的临床处理

1. 关于eCura C

在《胃癌治疗指南（第5版）》中，eCura C被分为C-1和C-2两种。eCura C-1被定义为分化型癌的整块切除，只有水平切缘或分片切除不适合eCura A或B的标准的病变。eCura C-1被认为转移的危险性低。关于追加治疗，提倡再次ESD、追加外科切除、慎重的随访观察、电凝治疗。

eCura C-2被定义为不符合eCura A、B、C-1中任何一种的病变，在《胃癌治疗指南（第5版）》中推荐追加外科切除。在不施行追加外科切除而随访观察的情况下，提示淋巴结转移和局部复发、远处转移等的数据；在复发的情况下，说明根治困难、预后不良，最终必须得到患者的充分理解和同意。在实际临床上也可以看到有很多以年龄和患者背景为理由而进行随访观察的情况，Abe等报道，在80岁以上的eCura C-2病例中，有87.5%选择了不施行追加外科切除而随访观察。

近年来，在汇集了日本国内19个临床研究机构的eCura C-2病例的多中心回顾性研究（EAST study）中，提出了以肿瘤径超过3 cm、垂直切缘阳性、有静脉浸润、浸润深度SM2各1分，有淋巴管浸润为3分的合计7分的评分为基础，将转移风险分层化的简易eCura评分

系统（eCura system）。根据本评分系统，淋巴结转移率分别为：低风险（0~1分）2.5%（95%CI 1.2%~4.5%），中风险（2~4分）6.7%（95%CI 4.6%~9.3%），高风险（5~7分）22.7%（95%CI 17.5%~28.7%）。另外，5年DSS是低风险组99.6%（95%CI 99.0%~100%），中风险组96.0%（95%CI 93.1%~99.0%），高风险组90.1%（95%CI 83.7%~94.9%）。随着风险评分的增高，淋巴结转移率增加，胃癌死亡率也增高，因此笔者认为根据eCura system的风险评估可以作为eCura C-2后的追加治疗选择的指标。关于本评分系统的有用性，由于没有进行外部验证（validation），因此引入通过eCura system对笔者所在医院的eCura C-2病例的风险评估，就其有用性进行了回顾性研究。

2. 在eCura C-2后追加外科切除病例的淋巴结转移率

2002年9月—2017年12月，在笔者所在医院施行ESD的eCura C-2的病例中，以排除了eCura C-2多个并存病例、晚期胃癌并存病例、残胃/胃管病例、追加光动力学疗法（photodynamic therapy，PDT）病例、深于pT2病例、急诊手术/中途中止病例的923例为对象。施行追加外科切除的有563例（61%），当根据eCura system按风险分层时，低风险组236例，中风险组226例，高风险组101例。各风险组的淋巴结转移率分别为低风险组2.97%（95%CI 1.32%~6.11%）、中风险组11.1%（95%CI 7.56%~15.9%）、高风险组28.7%（95%CI 20.8%~38.2%）（**表2**），为类似于已报道的淋巴结转移预测率2.5%/6.7%/22.7%的结果。

3. eCura C-2病例的长期预后

在上述923例研究对象中，将可追踪3年

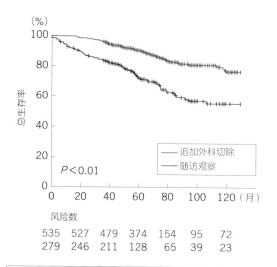

风险数

535	527	479	374	154	95	72
279	246	211	128	65	39	23

5年OS	追加外科切除 90.5%（95%CI 87.6%～92.8%）
5年OS	随访观察 72.0%（95%CI 65.8%～77.3%）

图3 总生存率（OS）情况

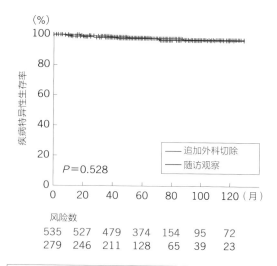

风险数

535	527	479	374	154	95	72
279	246	211	128	65	39	23

5年DSS	追加外科切除 98.0%（95%CI 96.3%～98.9%）
5年DSS	随访观察 97.6%（95%CI 94.6%～98.9%）

图4 疾病特异性生存率（DSS）情况

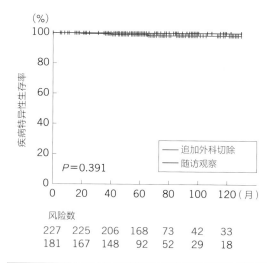

风险数

227	225	206	168	73	42	33
181	167	148	92	52	29	18

5年DSS	追加外科切除 99.1%（95%CI 96.3%～99.8%）
5年DSS	随访观察 100%（95%CI N/A～N/A）

图5 低风险（low risk）组的DSS

以上（因死亡而脱落的病例包括在分析中）的814例作为长期预后的研究对象，分为追加外科切除组535例和随访观察组279例两组进行比较研究。

生存率的分析采用Kaplan-Meier法，进行了log rank检验。观察期中值为63（2～179）个月，5年OS在追加外科切除组为90.5%（95%CI 87.6%～92.8%），在随访观察组为72.0%（95%CI 65.8%～77.3%），追加外科切除组长期预后明显良好（**图3**）。但是，当着眼于5年DSS时，在追加外科切除组为98.0%（95%CI 96.3%～98.9%），在随访观察组为97.6%（95%CI 94.6%～98.9%），两组之间无显著性差异（P＝0.528）（**图4**）。这与过去的报道是一样的，当然有患者本人意愿的原因，但笔者认为，年轻而精力充沛的患者接受追加外科切除、高龄而有基础疾病的患者进行随访观察这一治疗选择的偏倚对OS有很大的影响。

接下来，当采用eCura system把研究对象进行风险分层（低∶中∶高）时，在追加外科切除组为227例∶217例∶91例，在随访观察组为181例∶70例∶28例。当比较各风险组的5年DSS时（追加外科切除组vs随访观察组），低风险组为99.1% vs 100%（**图5**），中风险组为98.5% vs 94.8%（**图6**），高风险组为94.0% vs 87.2%（**图7**）。结果与已有的报道一样，可以看出随着eCura system风险评分的增高，胃癌死亡的风险也随之增加。笔者认为，为了预防因胃癌死亡，中风险和高风险病例最好追加外科切除。另一方面，在eCura

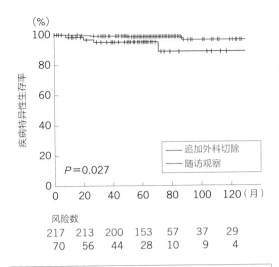

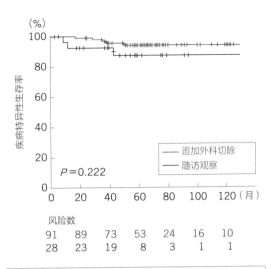

5 年 DSS	追加外科切除 98.5%（95%CI 95.5%～99.5%）
5 年 DSS	随访观察 94.8%（95%CI 84.8%～98.3%）

图6 中风险（intermediate risk）组的 DSS

5 年 DSS	追加外科切除 94.0%（95%CI 86.2%～97.5%）
5 年 DSS	随访观察 87.2%（95%CI 64.9%～95.7%）

图7 高风险（high risk）组的 DSS

system 低风险的情况下，由于在追加外科切除组和随访观察组之间 DSS 未见显著性差异，胃癌死亡的风险有可能低，笔者认为，根据年龄、基础疾病等的不同，进行随访观察也可以是备选方案之一。

如前所述，在被诊断为 eCura C-2 后进行随访观察的情况下，根据风险得分不同可以得到较高的 DSS，但有报道称在胃癌复发时很难救命。在本院的 eCura C-2 病例中，进行随访观察，胃癌复发的病例为 11 例（3.6%），其中局部复发 2 例，所属淋巴结转移复发 3 例，远处转移复发 6 例（包括重复）。7 例选择了最佳支持疗法（best supportive care，BSC），施行化疗的病例 1 例也没有。施行手术的病例有 3 例，其中 1 例为以经口摄取食物为目的的搭桥手术，2 例为抢救手术。施行抢救手术后，尽管术后随访观察期短，但得以生存的只有 1 例。这样，从本院的数据也可以看出，在 eCura C-2 后进行随访观察，在复发的情况下，救命是很难的。最后，在此介绍在笔者所在医院局部复发后可能进行抢救治疗的病例。

4. 在 eCura C-2 随访观察后复发也可能抢救的病例

[**病例1**] 4 年后局部复发病例。80 多岁，男性。

在胃体下部大弯处见有呈歪斜形态的 30 mm 大的发红隆起性病变（**图 8a**）。表面结构粗糙，分叶消失，诊断为 0-Ⅰ型的癌。在顶部未见糜烂和溃疡形成，浸润深度判定为 cT1a（M）（**图 8b**），施行了 ESD。组织病理学表现为 0-Ⅰ型，tub1 > pap > tub2，pT1a（M），Ly1，V0，pUL0，31 mm，判定为 eCura C-2。根据 eCura system 评分为 4 分，为中风险（预测淋巴结转移率为 6.7%，5 年 DSS 为 96.0%）（**图 8c～e**）。

此后，根据患者的意愿未施行追加外科切除，通过每 6 个月 1 次的增强 CT 检查、每年 1 次的内镜检查进行了门诊随访观察（**图 8f**），但在 4 年后的上消化道内镜检查（esophagogastroduodenoscopy，EGD）中，在 ESD 瘢痕部发现伴有黏膜下隆起的不规则性凹陷，诊断为 ESD 后局部复发（**图 8g**）。未见明显的远处转移，施行了幽门侧胃切除（**图 8h**）。

最终组织病理学诊断结果为：M，Gre-

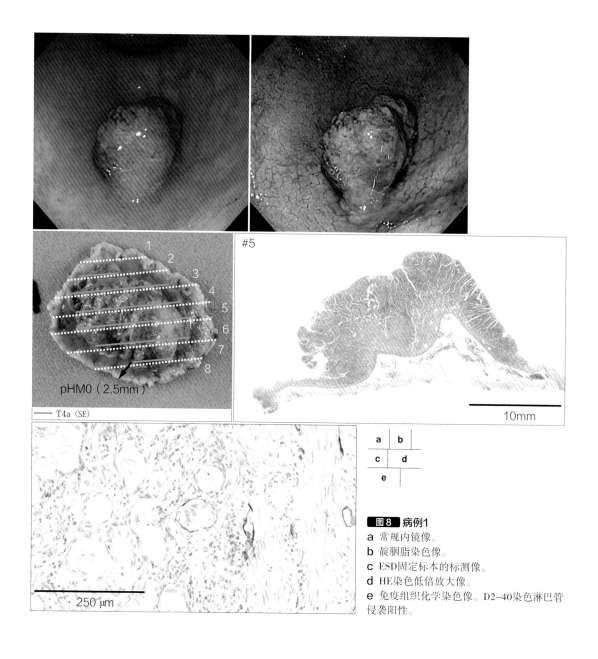

图8 病例1
a 常规内镜像。
b 靛胭脂染色像。
c ESD固定标本的标测像。
d HE染色低倍放大像。
e 免疫组织化学染色像。D2-40染色淋巴管侵袭阳性。

Post，0-Ⅱa型，25 mm×21 mm，tub2＞por2，pT4a（SE），Ly1a，V1b，pPM0，pDM0，CY1，pN1（1/48）。考虑到年龄和患者的背景因素，目前未进行术后化疗，处于门诊随访观察中。

讨论

　　笔者所在医院的 eCura B，即以 3 cm 以下的分化型为主的 pT1b（SM1）病例的 5 年 OS 为 87.4%。在由日本胃癌学会公布的日本全国登记数据的 2011 年 1 年内积累的初发胃癌手术病例中，pT1b（SM1）病例的 5 年 OS 为 86.8%，与笔者的研究结果相比也是毫不逊色的结果。关于本研究对象，在日本国内 41 个临床研究机构进行的采用 Web 登记系统的早期癌内镜切除病例的队列研究（J-Web /EGC）的结果不久将会得到明确，期待接受长期预后的结果，治愈性评价改变为 eCura A。

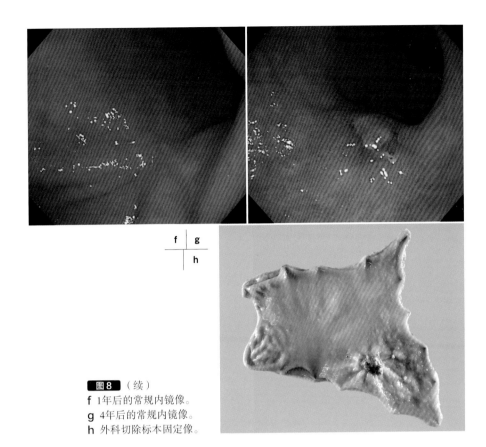

图8 （续）
f 1年后的常规内镜像。
g 4年后的常规内镜像。
h 外科切除标本固定像。

对笔者所在医院的 eCura C-2 病例，当引入通过 eCura system 的风险评估时，关于淋巴结转移风险及长期预后，与以往报道的结果基本相同。可以看出，随着风险的增高，淋巴结转移率和胃癌死亡率上升，笔者认为，采用 eCura system 将 eCura C-2 病例按风险进行分层，在追加外科切除选择的意向决定时是有用的。

结束语

从笔者所在医院的数据可以看出，eCura B（SM1）病例的长期预后良好。关于 eCura C-2 病例，与 EAST study 的结果类似，笔者认为采用 eCura system 的风险评估可以作为 eCura C-2 病例的追加治疗选择的参考。

参考文献
[1] Ono H, Kondo H, Gotoda T, et al. Endoscopic mucosal resection for treatment of early gastric cancer. Gut 48:225-229, 2001.
[2] 小野裕之, 後藤田卓志, 山口肇, 他. ITナイフを用いたEMR —適応拡大の工夫. 消内視鏡 11:675-681, 1999.
[3] Hasuike N, Ono H, Boku N, et al. A non-randomized confirmatory trial of an expanded indication for endoscopic submucosal dissection for intestinal-type gastric cancer（cT1a）: the Japan Clinical Oncology Group study（JCOG0607）. Gastric Cancer 21:114-123, 2018.
[4] Takizawa K, Ono H, Hasuike N, et al. A nonrandomized, single-arm confirmatory trial of expanded endoscopic submucosal dissection indication for undifferentiated early gastric cancer: Japan Clinical Oncology study（JCOG1009/1010）. Gastric cancer 2020［Epub ahead of print］.
[5] 日本胃癌学会（編）. 胃癌治療ガイドライン, 第5版. 金原出版, 2018.
[6] 小野裕之, 八尾建史, 藤城光弘, 他. 胃癌に対するESD/EMRガイドライン（第2版）. Gastroenterol Endosc 62:273-290, 2020.
[7] Gotoda T, Yanagisawa A, Sasako M, et al. Incidence of lymph node metastasis from early gastric cancer: estimation with a large number of cases at two large centers. Gastric Cancer 3:219-225, 2000.
[8] Takizawa K, Hatta W, Gotoda T, et al. Recurrence patterns and outcomes of salvage surgery in cases of non-curative endoscopic submucosal dissection without additional radical

surgery for early gastric cancer. Digestion 99:52-58, 2019.

[9] Abe N, Gotoda T, Hirasawa T, et al. Multicenter study of the long-term outcomes of endoscopic submucosal dissection for early gastric cancer in patients 80 years of age or older. Gastric Cancer 15:70-75, 2012.

[10] Hatta W, Gotoda T, Oyama T, et al. A scoring system to stratify curability after endoscopic submucosal dissection for early gastric cancer: "eCura system". Am J Gastroenterol 112:874-881, 2017.

[11] Suzuki H, Oda I, Abe S, et al. Clinical outcomes of early gastric cancer patients after noncurative endoscopic submucosal dissection in a large consecutive patient series. Gastric Cancer 20:679-689, 2017.

[12] Kawata N, Kakushima N, Takizawa K, et al. Risk factors for lymph node metastasis and long-term outcomes of patients with early gastric cancer after non-curative endoscopic submucosal dissection. Surg Endosc 31:1607-1616, 2017.

[13] 日本胃癌学会. 胃がん学会全国登録解析結果報告—2011年手術症例. http://www.jgca.jp/entry/iganhtml/doc/2011_report.pdf.

[14] Oda I, Shimazu T, Ono H, et al. Design of Japanese multicenter prospective cohort study of endoscopic resection for early gastric cancer using Web registry (J-WEB/EGC). Gastric Cancer 15: 451-454, 2012.

Summary

Long-term Outcomes of Diagnosed Curability B and Curability C after Endoscopic Submucosal Dissection

Kazuo Shiotsuki[1], Kohei Takizawa,
Noboru Kawata, Masao Yoshida,
Yohei Yabuuchi, Yoichi Yamamoto,
Yoshihiro Kishida, Kenichiro Imai,
Kinichi Hotta, Hirotoshi Ishiwatari,
Hiroyuki Matsubayashi, Hiroyuki Ono

We retrospectively reviewed the data of patients diagnosed curability B (pT1b SM1) and curability C-2 and investigated long-term outcomes using the Kaplan–Meier method. A total of 197 patients were diagnosed curability B (pT1b SM1) ; the 5-year OS (overall survival) was 87.4%, and the 10-year DSS (disease-specific survival) was 96.8%. A total of 814 patients were diagnosed curability C-2. We compared the 5-year OS and 5-year DSS between patients undergoing radical surgery and those with no additional treatment. The 5-year OS rates in patients undergoing radical surgery and those with no additional treatment were 90.5% and 87.2%, respectively ($p < 0.01$). However, the respective 5-year DSS rates were 98.0% and 97.6%, and there was no significant difference ($p = 0.53$). Therefore, we classified the DSS into three groups using the eCura system. Accordingly, the 5-year DSS rates in patients undergoing radical surgery and those with additional treatment in the low-risk, intermediate-risk, and high-risk categories were 99.1% and 100%, 98.5% and 94.8%, and 94.0% and 87.2%, respectively. The 5-year DSS rates in patients with no additional treatment in the intermediate- and high-risk categories were lower than those in patients undergoing radical surgery. With an increase in the risk score of the eCura system, the risk for gastric cancer-related death also increased. Therefore, the eCura system is useful for selecting additional treatment after diagnosed curability C-2.

[1] Division of Endoscopy, Shizuoka Cancer Center, Shizuoka, Japan.

特殊型胃癌 pT1b 的临床病理学方面的处理

春日 健吾[1]

吉永 繁高

阿部 清一郎

野中 哲

铃木 晴久

小田 一郎

关根 茂树[2]

齐藤 丰[1]

摘要● 据人们所知，即使在特殊型胃癌中，淋巴细胞浸润癌（GCLS）、胃底腺型胃癌的预后也比较好。此次笔者等以在本院施行内镜切除，被诊断为pT1b的GCLS 14例15个病变和胃底腺型胃癌13例13个病变为对象，研究了它们的临床病理学特征和治疗后的中期/长期预后。随访观察进行了每年1~2次的上消化道内镜检查和每年1次的腹部超声检查及胸腹部CT。随访观察期GCLS病例平均为4年2个月，胃底腺型胃癌病例平均为2年7个月，在内镜单独切除组和追加外科手术组均未发现局部复发、淋巴结转移、脏器转移的病例。

关键词　胃底腺型胃癌　淋巴细胞浸润癌（GCLS）　特殊型胃癌　内镜治疗　追加外科手术

[1] 国立がん研究センター中央病院内視鏡科　〒 104-0045 東京都中央区築地 5 丁目 1-1　E-mail：kngo.ksga0127@gmail.com
[2] 同　病理診断科

前言

以往把胃癌中出现频率高的腺癌作为普通型，其他的作为特殊型。在《胃癌处置规程（第15版）》中记载的特殊型胃癌包括：类癌、内分泌细胞癌、淋巴细胞浸润癌（gastric carcinoma with lymphoid stroma，GCLS）、胎儿消化道样癌、肝样腺癌、胃底腺型腺癌、腺鳞平上皮癌、扁平上皮癌、未分化癌，以及其他种类的癌（绒毛膜癌、癌肉瘤、浸润性微乳头状癌）。其中，据知伴有EB病毒（Epstein-Barr virus，EBV）感染的GCLS与普通型胃癌相比预后良好，并且正在研究其作为放大内镜治疗适应证的可能性。另外，提示胃底腺型胃癌也有可能预后良好。

在本文中，研究了在笔者所在医院的GCLS 和胃底腺型胃癌的内镜治疗后的转归。

对象病例

1. 研究①

以在笔者所在医院的内镜、病理数据库中检索得到的 2006 年 4 月—2018 年 12 月在笔者所在科室施行内镜切除并诊断为 GCLS pT1b 的 14 例 15 个病变为对象，研究了它们的临床病理学特征和治疗后的中期 / 长期预后。数据收集是在 2020 年 6 月进行的。在随访观察中，为了确认局部残存病变的复发，施行了每年 1~2 次的上消化道内镜检查（esophagogastroduodenoscopy，EGD）；为了确认局部转移，施行了每年 1 次的腹部超声检查和胸腹部 CT。

2. 研究②

以在笔者所在医院的内镜、病理数据库中

■表1 不同治疗方法的GCLS pT1b病例的临床病理学特征（14例15个病变）

病例	全部 （n=14）	内镜下切除单独组 （n=4）	追加外科手术组 （n=10）
性别			
男性	11（79%）	3（75%）	8（80%）
女性	3（21%）	1（25%）	2（20%）
平均年龄 ± 标准差	68.3 ± 12.3	82.3 ± 5.0	62.7 ± 9.3
木村-竹本分类			
C-1	0	0	0
C-2	0	0	0
C-3	2（14%）	2（50%）	0
O-1	5（36%）	1（25%）	4（40%）
O-2	4（29%）	1（25%）	3（30%）
O-3	3（21%）	0	3（30%）

病变	全部 （n=15）	内镜下切除单独组 （n=4）	追加外科手术组 （n=11）
病变部位（长轴）			
U	6（40%）	2（50%）	4（36%）
M	3（20%）	0	3（27%）
L	6（40%）	2（50%）	4（36%）
肉眼分型			
0-Ⅰ:0-Ⅱa	1（7%）:0	0:0	1（9%）:0
0-Ⅱb:0-Ⅱc	1（7%）:10（67%）	0:2（50%）	1（9%）:8（73%）
0-Ⅱa+Ⅱc:0-Ⅱc+Ⅱa:其他	2（13%）:1（7%）:0	1（25%）:1（25%）:0	1（9%）:0:0
肿瘤直径平均值	15 mm	19.5 mm	14 mm
浸润深度［T1a（SM1）:T1b（SM2）]	3（20%）:12（80%）	1（25%）:3（75%）	2（18%）:9（82%）
EBER-1 ISH阳性	11（73%）	3（75%）	8（73%）
有溃疡瘢痕	3（20%）	1（25%）	2（18%）
水平切缘阳性	1（7%）	0	1（9%）
淋巴管浸润阳性	1（7%）	0	1（9%）
静脉浸润阳性	1（7%）	1（25%）	0
治愈性切除	0	0	0
病理学上的淋巴结转移阳性	0	—	0
随访观察发现的影像学上的转移复发	0	0	—

检索得到的 2010 年 1 月—2019 年 12 月在本科施行内镜切除并诊断为胃底腺型胃癌 pT1b 的 13 例 13 病变为对象，研究了它们的临床病理学特征和治疗后的中期／长期预后。数据收集、随访观察的方法与研究①相同。

结果

1. 研究①

GCLS pT1b 的 14 例 15 个病变的临床病理学特征如**表1**所示。平均年龄 ± 标准差为（68.3 ± 12.3）岁。男女比为 11（79%）: 3（21%）。

在 4 例（29%）中见有同时性胃癌，其中在 1 例中见有 GCLS pT1b 的同时性胃癌 2 个病变。肉眼分型为 0-Ⅰ型 1 个病变、0-Ⅱb 型 1 个病变、0-Ⅱc 型 10 个病变、0-Ⅱa+Ⅱc 型 2 个病变、0-Ⅱc+Ⅱa 型 1 个病变。全部病例通过内镜黏膜下剥离术（endoscopic submucosal dissection，ESD）切除了病变。

组织病理学上，肿瘤直径为 15 mm（平均值），浸润深度为 SM1 3 个病变（20%）、SM2 12 个病变（80%）。见有溃疡的有 3 个病变（20%），水平切缘阳性有 1 个病变（7%），垂直切缘全部为阴性。脉管浸润阳性为 2 个病变（13%）。在脉管浸润阳性 2 个病变中，淋巴管浸润阳性 1 个病变（7%），静脉侵润阳性 1 个病变（7%）。EBV 编码的 RNA1 的原位杂交（in situ hybridization for EBV-encoded RNA1，EBER-1 ISH）阳性有 11 个病变（73%）。在见有 GCLS pT1b 的同时性胃癌 2 个病变的病例中，1 个病变为 EBER-1 ISH 阳性，另 1 个病变为 EBER-1 ISH 阴性。浸润深度为 SM1 的 3 个病变全部含有未分化成分，全部病变均被诊断为非治愈性切除。另外，接受追加外科手术的有 10 例（71%），因年龄和并发症等原因进行随访观察的有 4 例（29%）。在接受追加外科手术的组未发现病变的局部残余、淋巴结转移。

除 GCLS pT1b 外，在 4 例中见有同时性胃癌 8 个病变，对全部病例均施行了 ESD 治疗。2 例 2 个病变为 EBV 相关胃癌的黏膜内癌，为治愈性切除。1 例 2 个病变为普通型胃癌，为治愈性切除。在 1 例中，除 GCLS pT1b 2 个病变以外，见有同时性普通型胃癌 3 个病变，其中 2 个病变为黏膜内癌，得到治愈性切除；但有 1 个病变的浸润深度为 SM2，为非治愈性切除。内镜切除单独组 4 例的随访观察期平均为 3 年 6 个月（7 个月～8 年 1 个月），无局部复发、淋巴结转移和脏器转移的病例，除 1 例因其他疾病死亡外均健在。追加外科手术组 10 例的随访观察期平均为 4 年 6 个月（1 年 2 个月～9 年 2 个月），无淋巴结转移和脏器转移病例，除 1 例因其他疾病死亡外均健在。其中见有同时性普通型胃癌 pT1b 的病例也随访了 1 年 11 个月，现在无明显的转移，仍健在。

2. 研究②

胃底腺型胃癌 pT1b 13 例 13 个病变的临床病理学特征如**表 2** 所示。平均年龄 ± 标准差为（67.6 ± 9.9）岁，男女比为 8（62%）：5（38%），肉眼分型为 0-Ⅱa 型 6 个病变、0-Ⅱc 型 5 个病变、0-Ⅱa+Ⅱc 型 1 个病变、0-Ⅱc+Ⅱa 型 1 个病变。

组织病理学上，肿瘤直径为 5 mm（平均值），浸润深度为 SM1 11 个病变（85%）、SM2 2 个病变（15%）。未见溃疡，水平切缘和垂直切缘均为阴性，脉管浸润也全部为阴性，浸润深度为 SM1 的 11 例为治愈性切除，为 SM2 的 2 例为非治愈性切除。内镜切除方法为 ESD 12 个病变，内镜下黏膜切除术（endoscopic mucosal resection，EMR）1 个病变。只是内镜切除后进行随访观察的有 12 例（92%），接受了追加外科手术的有 1 例（8%）。在接受了追加外科手术的组未见病变的局部残存和淋巴结转移。

除胃底腺型胃癌外，见有同时性胃癌 2 例 2 个病变，1 例施行了 ESD，为治愈性切除；1 例通过 ESD 切除了 U 区的胃底腺型胃癌，在确认是治愈性切除后，对 L 区的胃癌施行了幽门侧胃切除术，为 pT1b2（SM2）、Ly0、V1、pPM0、pDM0、pN0，保留 U 区的胃进行了随访观察。内镜切除单独组 12 例的随访观察期平均为 2 年零 8 个月（1 个月～7 年零 2 个月），无局部复发、淋巴结转移和脏器转移的病例，均健在。其中见有同时性普通型胃癌 pT1b，施行了手术的病例也随访了 7 年零 2 个月，目前无明显的转移，仍健在。追加外科手术组 1 例的随访观察期为 11 个月，无淋巴结转移和脏器转移，仍健在。

病例

[**病例 1，图 1**] 60 多岁，男性。幽门螺杆菌（Helicobacter pylori，H. pylori）阳性病例。在白光观察下，背景黏膜萎缩，在胃体上

表2 不同治疗方法的胃底腺型胃癌pT1b病例的临床病理学特征（13例13个病变）

	全部 （$n=13$）	内镜下切除单独组 （$n=12$）	追加外科手术组 （$n=1$）
单发：多发	11（85%）：2（15%）	10（83%）：2（17%）	1（100%）：0
性别			
男性	8（62%）	7（58%）	1（100%）
女性	5（38%）	5（42%）	0
平均年龄 ± 标准差	67.6±9.9岁	68.2±10岁	60
病变部位（长轴）			
U	9（69%）	8（67%）	1（100%）
M	4（31%）	4（33%）	0
L	0	0	0
病变部位（短轴）			
前壁	3（23%）	2（17%）	1（100%）
后壁	4（31%）	4（33%）	0
小弯	1（8%）	1（8%）	0
大弯	5（38%）	5（42%）	0
肉眼分型			
0-Ⅱa：0-Ⅱc	6（46%）：5（38%）	6（50%）：5（42%）	0：0
0-Ⅱa+Ⅱc：0-Ⅱc+Ⅱa	1（8%）：1（8%）	1（8%）：0	0：1（100%）
肿瘤直径中值	5 mm	5 mm	40 mm
浸润深度［T1a（SM1）：T1b（SM2）］	11（85%）：2（15%）	11（92%）：1（8%）	0：1（100%）
有溃疡瘢痕	0	0	0
水平切缘阳性	0	0	0
垂直切缘阳性	0	0	0
淋巴管浸润阳性	0	0	0
静脉浸润阳性	0	0	0
治愈性切除	11（85%）	11（92%）	0
病理学上的淋巴结转移阳性	0	—	0
随访观察发现的影像学上的转移复发	0	0	—

部前壁见有 15 mm 大的发红的凹陷性病变（**图 1a**）。在近景像中，在凹陷边缘见有树枝状的血管（**图 1b**）。在靛胭脂染色观察中，与白光观察像相比边界变得清晰（**图 1c**）。在窄带成像（narrow band imaging，NBI）放大观察中，与凹陷部一致，分界线（demarcation line，DL）阳性，诊断为微血管结构［（microvascular，MV）pattern］缺失（absent），表面微结构［（microsurface，MS）pattern］不规则（irregular）

（**图 1d、e**）。

　　施行了 ESD，病变为 47 mm×30 mm，0-Ⅱc 型，25 mm×18 mm，por＞tub2，pT1b2，pUL0，Ly0，V0，pHM1，pVM0，为非治愈性切除。之后，施行了追加外科手术，未见病变局部残存、淋巴结转移，在随访观察期内未见复发。

　　［病例2，图2］ 60 多岁，男性。幽门螺杆菌阴性病例。在白光观察下，背景黏膜未见萎缩，在胃体上部前壁见有 40 mm 大的发红的

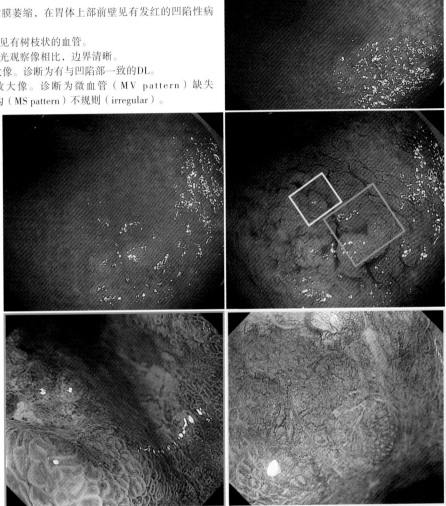

a b c
d e

图1 病例1

a 白光观察像。背景黏膜萎缩，在胃体上部前壁见有发红的凹陷性病变。

b 近景像。在凹陷边缘见有树枝状的血管。

c 靛胭脂染色像。与白光观察像相比，边界清晰。

d c的蓝框部的NBI放大像。诊断为有与凹陷部一致的DL。

e c的黄框部的NBI放大像。诊断为微血管（MV pattern）缺失（absent），表面微结构（MS pattern）不规则（irregular）。

凹陷性病变（**图2a**）。在近景像中，在凹陷内伴有大小不同的隆起性成分（**图2b**）。在靛胭脂染色观察中，与白光观察像相比边界变得清晰（**图2c**）。在NBI放大观察中，DL阳性，微血管（MV pattern）、表面微结构（MS pattern）诊断为不规则（irregular）（**图2d**）。

施行了ESD，病变为65 mm×45 mm，0-Ⅱc型，45 mm×27 mm，tub1，pT1b2，pUL0，Ly0，V0，pHM0，pVM0，为非治愈性切除。之后，

施行了追加外科手术，未见病变局部残存、淋巴结转移，在随访观察期内未见复发。

讨论

虽然人们已经知道EBV与伯基特淋巴瘤（Burkitt lymphoma, BL）、霍奇金淋巴瘤（Hodgkin lymphoma）、口咽癌等的发病有关，但1990年Burke等首次阐明了在淋巴上皮瘤样胃癌有EBV感染这一事实。此后，Tokunaga等报道，在日

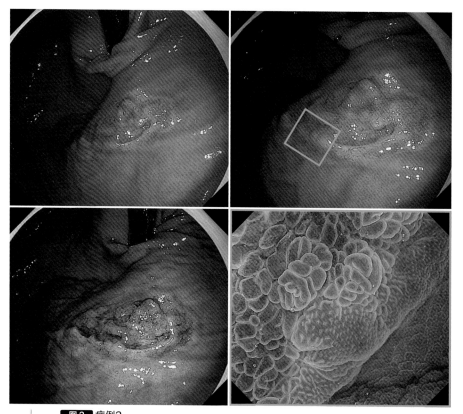

a	b
c	d

图2 病例2

a 白光观察像。在胃体上部前壁见有发红的凹陷性病变。

b 近景像。在凹陷内伴有大小不同的隆起性成分。

c 靛胭脂染色像。与白光观察像相比，边界清晰。

d b的蓝框部的NBI放大像。有与凹陷部一致的DL，诊断为微血管结构、表面微结构不规则（irregular）。

本胃癌病例的研究中，显示对象病例的 6.9% 为 EBV 阳性，进一步比较了这样的 EBV 相关胃癌 170 例和 EBV 阴性胃癌 1,590 例。在 EBV 阴性早期胃癌患者中，562 例中有 53 例见有淋巴结转移；在 EBV 相关早期胃癌患者中，75 例中淋巴结转移病例 1 例也没有。近年 Osumi 等报道，在 EBV 相关胃癌患者中，在施行外科切除的浸润深度为 T1b 的病例中，未见脉管浸润的 96 例中淋巴结转移的仅有 1 例。根据以上研究结果，期待对于黏膜下浸润的 EBV 相关胃癌的一部分，是否可以扩大以往的内镜治疗的治愈性切除标准。然而，到目前为止，还没有足以改变治疗指南的以大量数据为基础的证据也是实情。

此次，着眼于包括 70% ~ 80%EBV 相关胃癌的 GCLS 进行了研究。全部的病变都有一个以上的非治愈因素，为非治愈性切除。笔者认为，这是因为淋巴细胞浸润基本上发生在黏膜下层，接受了淋巴细胞浸润的肿瘤细胞呈现 por 的组织型，因此 T1b 的 GCLS 容易是非治愈性切除。虽然在内镜治疗单独组中包括静脉浸润阳性的病例 1 个病变，在追加外科手术组中包括伴有淋巴管侵袭的病例 1 个病变，但在观察期内未见局部复发、淋巴结转移、远处转移。另外，见有同时性胃癌 5 个病变，其中 GCLS pT1b 2 个病变。见有普通型胃癌 pT1b 的病例，因为包括有可能比 GCLS 预后差的普通型胃癌 pT1b，本来考虑是应该排除在本研究之外的，但当确认随访时，在观察期内未见淋巴结转移、远处转移。

这样，尽管有病例数少和随访观察期的问题，但笔者所在医院的 GCLS 病例，如果是普通型胃癌，即使有非治愈因素也未见转移、复发，提示与普通型胃癌相比，像已有的报道那样，有可能预后比较好。但是，在 GCLS 中也有 EBER-1 ISH 阴性的病例，虽然关于他们的预后在已有报道中还有很多不明之处，但在本研究中，在观察期内未见转移、复发。

胃底腺型胃癌是 2010 年由 Ueyama 等提出的胃癌的组织亚型，在《胃癌处理规程（第 15 版）》中作为特殊型之一被新追加。有很多报道称，尽管病变高概率浸润于黏膜下层，但无脉管浸润及复发、转移的病例，是预后良好的癌。在本研究中，浸润深度为 SM1 的 11 例的主要组织型为高分化腺癌，在全部病例中无溃疡合并，未见脉管浸润，为治愈中切除。浸润深度为 SM2 的只有 2 例，在全部病例中无溃疡合并，未见脉管侵润，浸润深度为非治愈因素。2 例中，接受追加外科手术的 1 例未见淋巴结转移；1 例仅通过内镜治疗后进行了随访观察，经过了 6 年 6 个月，现在未见复发、转移。很明显，由于病例数少，不足以论述胃底腺型胃癌 pT1b 的预后，但如已有报道一样，未见引起复发、转移的病例。

结束语

本文就特殊型胃癌（GCLS，胃底腺型胃癌）pT1b 的内镜治疗后的经过进行了研究。特殊型胃癌在各个分类上有可能具有各种各样的恶性度和预后，虽然提示这其中的 GCLS、胃底腺型胃癌与普通型胃癌相比可能预后比较好，但本研究的病例数不多，有待于今后进一步积累病例。

参考文献

[1] 日本胃癌学会 (編). 胃癌取扱い規約. 第15版. 金原出版, 2017.

[2] Lim H, Park YS, Lee JH, et al. Features of gastric carcinoma with lymphoid stroma associated with Epstein-Barr virus. Clin Gastroenterol Hepatol 13:1738-1744, e2, 2015.

[3] Osumi H, Kawachi H, Murai K, et al. Risk stratification for lymph node metastasis using Epstein-Barr virus status in submucosal invasive (pT1) gastric cancer without lymphovascular invasion: a multicenter observational study. Gastric Cancer 22:1176-1182, 2019.

[4] 上山浩也, 八尾隆史, 永原章仁. 特殊な組織型を呈する早期胃癌—胃底腺型胃癌. 胃と腸 53:753-767, 2018.

[5] Burke AP, Yen TS, Shekitka KM, et al. Lymphoepithelial carcinoma of the stomach with Epstein-Barr virus demonstrated by polymerase chain reaction. Mod Pathol 3:377-380, 1990.

[6] Tokunaga M, Land CE, Uemura Y, et al. Epstein-Barr virus in gastric carcinoma. Am J Pathol 143:1250-1254, 1993.

[7] Tokunaga M, Land CE. Epstein-Barr virus involvement in gastric cancer: biomarker for lymph node metastasis. Cancer Epidemiol Biomarkers Prev 7:449-450, 1998.

[8] Ueyama H, Yao T, Nakashima Y, et al. Gastric adenocarcinoma of fundic gland type (chief cell predominant type): proposal for a new entity of gastric adenocarcinoma. Am J Surg Pathol 34:609-619, 2010.

[9] Park ES, Kim YE, Park CK, et al. Gastric adenocarcinoma of fundic gland type: report of three cases. Korean J Pathol 46:287-291, 2012.

[10] Miyazawa M, Matsuda M, Yano M, et al. Gastric adenocarcinoma of fundic gland type: five cases treated with endoscopic resection. World J Gastroenterol 21:8208-8214, 2015.

Summary

Long- to-Middle-Term Prognosis after Treatment of Submucosal Invasive (T1b) Special Types of Gastric Carcinoma

Kengo Kasuga[1], Shigetaka Yoshinaga, Seiichiro Abe, Satoru Nonaka, Haruhisa Suzuki, Ichiro Oda, Shigeki Sekine[2], Yutaka Saito[1]

Among special types of gastric carcinoma, gastric carcinoma with lymphoid stroma and gastric adenocarcinoma of fundic gland type have a relatively good prognosis. Here, we report 15 lesions in 14 cases with gastric carcinoma with lymphoid stroma and 13 lesions in 13 cases with gastric adenocarcinoma of fundic gland type, which were diagnosed as pT1b resected through endoscopic resection at the National Cancer Center Hospital. Clinicopathologic features and medium- to long-term prognosis were examined. The average follow-up periods were 4 years and 2 months and 2 years and 7 months for gastric carcinoma with lymphoid stroma and gastric adenocarcinoma of fundic gland type, respectively. No local recurrence, lymph node metastasis, or organ metastasis was noted in the endoscopic treatment alone group or additional surgery group.

[1]Endoscopy Division, National Cancer Center Hospital, Tokyo.
[2]Pathology Division, National Cancer Center Hospital, Tokyo.

难以进行术前内镜治疗适应证判断和治愈性评价的组织混合型早期胃癌 1 例

今村 健太郎 [1]

八尾 建史

二村 聪 [2]

田边 宽

长浜 孝 [3]

金光 高雄 [1]

宫冈 正喜

植木 敏晴 [4]

岩下 明德 [2, 5]

宗 祐人 [6]

川渊 孝明 [7]

摘要 ● 患者60多岁，男性。在常规白光内镜观察下，从胃体下部到前庭部的大范围内，见有主要为褪色、部分有发红混合的黏膜区域。虽然病变的边界有一部分不清晰，但通过详细的NBI联合放大观察，可以对病变的全周进行范围诊断。通过活检被诊断为中分化管状腺癌，但在常规白光内镜观察中见有平坦的黏膜褪色区域，因为在NBI联合放大观察中确认了VEC pattern，因此怀疑是组织混合型早期胃癌。但是，很难确定未分化型癌的范围。对该病变施行ESD，进行了整块切除。切除标本的组织病理学表现为组织混合型黏膜内癌，未见脉管浸润，切缘为阴性。该病例在肿瘤组织内混合存在分化型癌和未分化型癌，仅测量未分化型癌的病变直径非常困难，对于治愈性的评价很是犯难。虽然在确定早期胃癌的治疗方式时，对于组织混合型早期胃癌的认识很重要，但现状是通过内镜观察进行肿瘤的组织型诊断存有局限性。

关键词 组织混合型早期胃癌 内镜诊断指南 对于胃癌的 ESD/EMR 指南（第 2 版） 常规白光内镜观察 NBI 联合放大观察

[1] 福冈大学筑紫病院内视镜部 〒 818-8502 筑紫野市俗明院 1 丁目 1-1
　　E-mail : kentaro2316@live.jp
[2] 同 病理诊断科
[3] 長浜クリニック
[4] 福冈大学筑紫病院消化器内科
[5] AII 病理画像研究所
[6] 户畑共立病院
[7] 川渊医院

前言

在 2019 年公布了《早期胃癌的内镜诊断指南》中，提出了关于内镜诊断的方式。但是，在癌灶内混合存在分化型癌和未分化型癌的早期胃癌（组织混合型早期胃癌），如在该指南中所示的那样，通过内镜检查的组织型诊断目前存在局限性。

此次，笔者等经治了 1 例在术前的内镜诊断中怀疑为组织混合型早期胃癌，但难以确定未分化型癌的范围，并且在切除标本的组织病理学检查中也难以确定未分化型癌的范围和难以测量其大小的病例，在此加以报道。

病例

患 者：60 多岁，男性。

表1 入院时检查结果

血液学	
WBC	6,000/μL
RBC	493×10^4/μL
Hb	14.9 g/dL
Ht	43.7%
Plt	19.8×10^4/μL
肿瘤标志物	
CEA	0.6 ng/mL
CA19-9	2 U/mL
细菌学	
血清抗幽门螺杆菌抗体	3 U/mL
生化学	
TP	7.8 g/dL
Alb	4.2 g/dL
T-Bil	1.3 mg/dL
AST	22 U/L
ALT	19 U/L
LDH	154 U/L
ALP	290 U/L
γ-GTP	12 U/L
BUN	11 mg/dL
Cr	0.7 mg/dL
CRP	0.02 mg/dL
BS	90 mg/dL

主诉：无。

既往史：早期大肠癌（施行内镜治疗后），糖尿病，幽门螺杆菌（Helicobacter pylori，H. pylori）除菌后。

现病史：20××年在附近医院施行了对幽门螺杆菌的除菌治疗，（20××+2）年在同一医院施行的上消化道内镜检查（esophagogastroduodenoscopy，EGD）中，在胃角部见有边界不清的褪色区域，在相同部位的活检中被诊断为中分化管状腺癌。以胃癌的详细检查和治疗为目的，被介绍到笔者所在科室就诊。

入院时检查表现：身高163 cm，体重58 kg。浅表淋巴结无肿大。腹部平坦、柔软，无压痛，未触知包块。

入院时检查结果（表1） 血清抗幽门螺杆菌抗体为3 U/mL，判定为阴性。

胃常规内镜表现（20××年8月Y日） 采用侧视镜，GF TYPE Q240（Olympus公司生产），联合使用靛胭脂染色法。

在胃体下部~胃角部小弯处见有以褪色为主体、一部分混杂有发红的黏膜区域（**图1a**）。在胃壁被充分伸展的状态下，可以清晰地观察到血管透见征，周围黏膜呈萎缩性胃炎的表现（**图1b**）。在远景像中，在病变的口侧确认有血管透见征突然中断的黏膜区域，将该部诊断为病变的边界（**图1b**）。当观察胃体下部前壁~大弯时，在一部分见有混杂有发红的褪色黏膜区域，但病变的边界不清晰（**图1c、d**）。另一方面，在胃角部后壁~前庭后壁见有与血管透见征消失部位一致的褪色的黏膜区域，病变的边界比较清晰（**图1e、f**）。

在靛胭脂染色像中，见有大小不同、不显眼的颗粒状隆起和伴有微小颗粒状变化的凹陷，病变的边界不清晰（**图2**）。通过胃壁充分伸展后的观察，未见台状抬高表现（**图2c、d**）。

根据病变的颜色，组织型被推定为未分化型，但从在一部分可以观察到颗粒状隆起这一点来看，怀疑是组织混合型早期胃癌。据肿瘤径约10 cm、壁浸润深度，诊断为黏膜内癌（cT1a）。

胃放大内镜表现[20××年8月（Y+2）日] 使用上消化道放大内镜（GIF TYPE Q240Z，Olympus公司制造）施行了窄带成像（narrow band imaging，NBI）联合放大观察。

首先，对胃角部前壁进行了NBI联合放大观察（**图3a**）。当对该病变的周围黏膜施行NBI联合放大观察时，在微血管结构像[microvascular（MV）pattern，V]方面，各微血管的形态主要为闭环的袢状，形状均一，排列规则，分布对称；在表面微结构[microsurface（MS）pattern，S]方面，小凹边缘上皮（marginal crypt epithelium，MCE）的各个形态主要呈弧

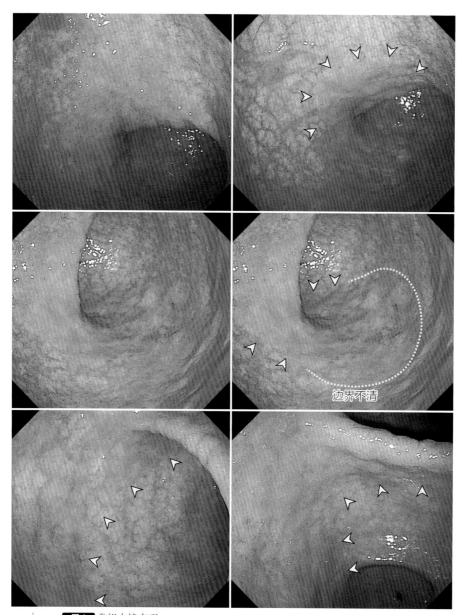

边界不清

a	b
c	d
e	f

图1 常规内镜表现

a 常规内镜像。在胃体下部~胃角部小弯处见有以褪色为主体、在一部分混杂发红的黏膜区域。

b 常规内镜像。在胃壁充分伸展下的远景像中，在病变的口侧确认有血管透见征急剧中断的黏膜区域（黄色箭头所指），该部位诊断为病变的边界。

c，d 当观察胃体下部前壁~大弯时，在一部分见有混杂发红的、褪色的黏膜区域（黄色箭头所指），病变的边界不清（黄色虚线所示）。

e，f 胃角部后壁~前庭后壁，与血管透见征消失的部位一致，见有褪色的黏膜区域（黄色箭头所指），病变的边界比较清晰。

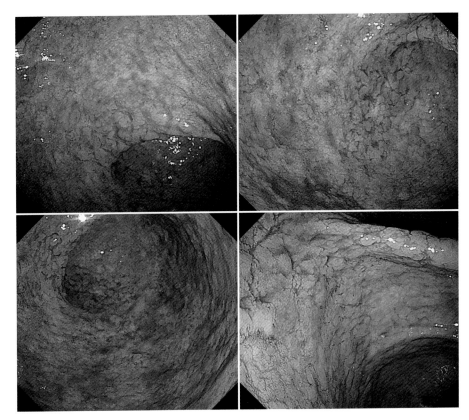

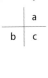

a	b
c	d

图2 靛胭脂染色像。见有大小不一的不显眼的颗粒状隆起和伴有微小颗粒状变化的凹陷，病变的边界不清

图3 胃放大内镜表现

a 靛胭脂染色像。对胃角部前壁进行了NBI联合放大观察（红色圆圈部）。

b 周围黏膜的NBI联合放大内镜像。关于微血管结构（V）方面，各个微血管的形态主要为闭锁性袢状，形状均一，排列规则，分布对称。关于表面微结构（S）方面，各个MCE的形态主要呈弧状至类圆形的形态，形状均一，排列规则，分布对称。

c 病变部的NBI联合放大内镜像。当从病变周围黏膜向病变部位观察时，发现了急剧的V和S变化，确定了DL（黄色箭头所指）。关于V方面，未能辨识微血管；关于S方面，MCE呈弧状至圆形的形态，形状不均一，排列不规则，分布对称。另外，在一部分见有圆形的MCE，呈VEC pattern。根据VS分类系统判定为：缺乏微血管结构，表面微结构不规则，有明显的分界线（absent MV pattern plus irregular MS pattern with a DL），VEC pattern阳性，诊断为癌。

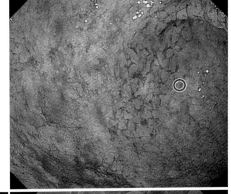

	a
b	c

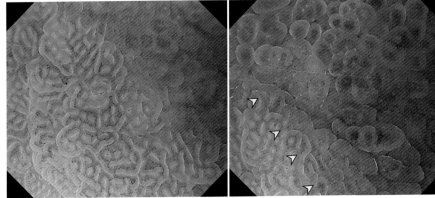

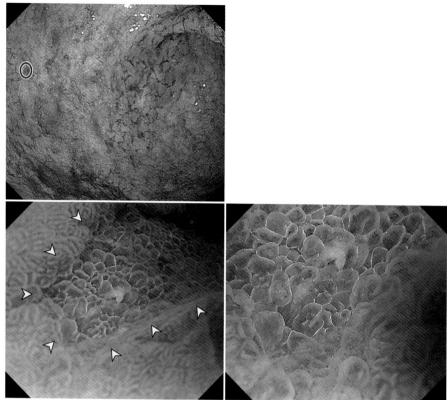

a |
---|---
b | c

图4 病变边界不清的胃体下部前壁处NBI联合放大观察

a 靛胭脂染色像。对胃体下部前壁进行了NBI联合放大观察（红色圆圈部）。

b NBI联合低倍放大内镜像。当从周围黏膜向病变部位观察时，发现了V和S的急剧变化，并确定了DL（黄色箭头所指）。

c 病变部的NBI联合高倍放大内镜像。关于V方面，未能辨识微血管；关于S方面，MCE的形状呈弧状至类圆形，形状不均一，排列不规则，分布不对称。另外，在MCE的边缘见有LBC。根据VS分类系统判定为：缺乏微血管结构，表面微结构不规则，有明显的分界线（absent MV pattern plus irregular MS pattern with a DL），LBC阳性，诊断为癌。

状到类圆形的形态，形状均一，排列规则，分布对称（**图3b**）。因此，根据VS分类系统（vessel plus surface classification system）判定为规则的微血管结构和规则的表面微结构（regular MV pattern plus regular MS pattern）。而且，当从周围黏膜向病变部观察时，见有V和S的急剧变化，确定了分界线（demarcation line，DL）（**图3c**，黄色箭头所指）。当对DL内部的病变部位以最大倍率进行NBI联合放大观察时，关于V，尽管存在微血管，但未被清晰地可视化，无法判定详细的形态；关于S，MCE呈从弧状到圆形的形态，形状不均一，排

列不规则，分布对称。另外，在一部分见有圆形的MCE，呈圆形上皮环内血管结构（vessels within epithelial circle pattern，VEC pattern）（**图3c**）。根据VS分类系统判定为：缺乏微血管结构，表面微结构不规则，有明显的分界线（absent MV pattern plus irregular MS pattern with a DL），VEC pattern 阳性，诊断为癌。

接下来，在常规白光内镜观察下，对病变边界不清的胃体下部前壁处进行了NBI联合放大观察（**图4**）。在NBI联合低倍放大表现中，当从周围黏膜向病变部观察时，见有明显的V和S的变化，确定了DL（**图4b**，黄色箭

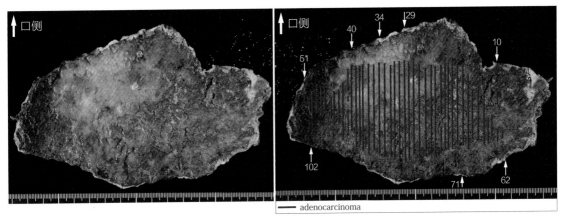

口側

口側

34 | 29

40

51

10

102

71

62

—— adenocarcinoma

图5 切除标本

a | b

a 切除标本。切除标本的大小为16 cm×10 cm。口侧呈褪色，但大部分为黑色至褐色。虽然可以观察到小区的样貌、大小不一，但肉眼观察下很难确认病变。

b 在切除标本上的癌的重建图（标测）。肿瘤大小为12.5 cm×6.8 cm。

头所指）。当以最大倍率对 DL 内部的病变部位进行 NBI 联合放大观察时，在 V 方面，未能辨识微血管；在 S 方面，MCE 的形状从弧状至类圆形，形状不均一，排列不规则，分布不对称。另外，在 MCE 的边缘见有亮蓝嵴（light blue crest，LBC）。根据 VS 分类系统判定为：缺乏微血管结构，表面微结构不规则，有明显的分界线（absent MV pattern plus irregular MS pattern with a DL），LBC 阳性，诊断为癌（**图 4c**）。包括这些部位在内，通过 NBI 联合放大观察，可以确定 DL 涉及整个病变全周。

根据以上的 NBI 联合放大内镜表现，诊断为具有肠型黏液表型、在一部分伴有乳头状结构的管状腺癌，即分化型癌。另外，有报道指出，见有 VEC pattern 的癌与未见 VEC pattern 的癌相比，合并未分化型癌的概率更高。由此可见，也是不能否定组织混合型早期胃癌的表现。

临床经过 根据前述的内镜表现和肿瘤直径较大这一点怀疑混合存在有未分化型癌，但难以确定未分化型癌的范围，很难判断是否是内镜治疗的适应证病变。对患者和家属就治疗方式进行了充分的讲解。由于最终患者和家属选择了内镜治疗，因此实施了内镜黏膜下剥离术（endoscopic submucosal dissection，ESD）。

在 20×× 年 8 月（Y + 4）日（ESD 的前一天）通过 NBI 联合放大观察对病变的全周施行了标记。第二天施行了 ESD，切除了整块病变。

切除标本的肉眼表现（图 5a） 切除标本的大小为 16 cm×10 cm。虽然口侧呈褪色，但大部分为黑色至褐色。虽然可以观察到小区的样貌、大小不同，但肉眼观察下很难确定病变。以 2 mm 宽度进行阶梯状切割，将各切片制成标本。

切除标本的组织病理学表现 在切除标本上的癌的标测图如**图 5b** 所示。肿瘤大小为 12.5 cm×6.8 cm。在切片 34 的组织病理像中，在黏膜表层见有细胞异型度、结构异型度均低的超高分化腺癌，在黏膜中层~深层见有肿瘤腺管不规则性融合、增殖的中分化腺癌（所谓的横向进展 / 牵手型腺癌）（**图 6a**）。另外，如切片 40 的组织病理像所示那样，在病变内可以观察到大范围的分化型癌和未分化型癌混合存在的区域（**图 6b**）。为此，仅将未分化型癌的分布情况反映在标测图上是非常困难的。此外，在病变内还发现伴有黏液变性的腺癌（**图 6c**）和呈乳头状结构的超高分化腺癌（**图 6d**）。这样，可以观察到有几种不同的组织病理表现混杂在一起（**图 6**）。

在免疫组织化学检查中，肿瘤细胞表达

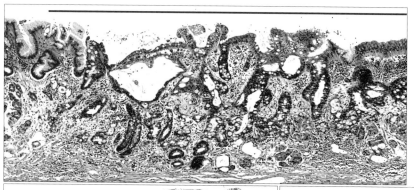

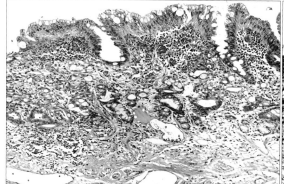

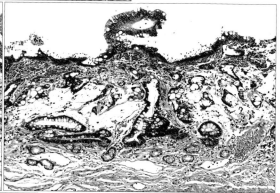

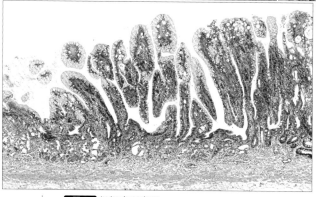

a	
b	c
d	

图6 组织病理表现

a 切片34的组织病理像（HE染色，中倍放大）。在黏膜表层见有细胞异型度和结构异型度均低的超高分化腺癌，在黏膜中层~深层见有肿瘤腺管不规则性融合并增殖的中分化腺癌（所谓的横向进展/手牵手型腺癌）。红线部分是腺癌（adenocarcinoma）。

b 切片40的组织病理像（HE染色，中倍放大）。在病变内见有大范围的分化型癌和未分化型癌混杂的区域。

c 切片34的组织病理像（HE染色，中倍放大）。见有伴有黏液变性的腺癌。

d 切片71的组织病理像（HE染色，中倍放大）。见有显示乳头状结构的超高分化腺癌。

MUC2 和 MUC5AC（**图7a、b**），在一部分还可以观察到表达 MUC6 和 CD10 的肿瘤细胞（**图 7c、d**）。根据以上组织病理学表现，诊断为：腺癌（adenocarcinoma），0-Ⅱa+Ⅱc+Ⅱb，高分化 ~ 低分化腺癌细胞内和细胞外黏液变性，诊断为：pT1a，ly0，v0，INFa，pHM0，pVM0。肿瘤的表型被判定为胃肠混合型。

内镜表现和病理表现之间的对比　以病变内的凹陷和颗粒状隆起的形状作为标志进行了对比（**图8**）。通过对比，确定了与**图3**、图

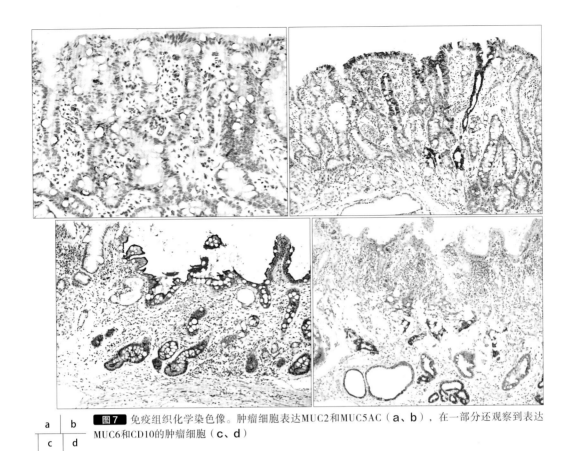

a | b
c | d

图7 免疫组织化学染色像。肿瘤细胞表达MUC2和MUC5AC（**a、b**），在一部分还观察到表达MUC6和CD10的肿瘤细胞（**c、d**）

4的放大内镜像相对应部位的组织病理学表现。首先，当与对应于**图3c**的NBI联合放大内镜表现的组织病理学表现进行对比时（**图9**），可以认为由弧状到类圆形的MCE构成的不规则的表面微结构（irregular MS pattern）反映了表层肿瘤腺管的结构异型度低的管状腺癌的上皮结构。另外，在一部分肿瘤腺管的刷状缘上见有CD10的表达（**图9b**），对应于LBC的存在。其次，当与对应于**图4**的NBI联合放大内镜表现的组织病理学表现进行对比时，见有呈乳头状结构的肿瘤腺管（**图6d**），对应于VEC pattern的存在。

经过 在本病例的组织病理学表现中，分化型癌和未分化型癌混杂存在，未能仅复原未分化型癌的范围。虽然也考虑了追加外科切除，但因为患者和家属不希望追加治疗，所以采取了随访观察的方案。目前，治疗后随访了约8

年，无复发、转移的表现。

讨论

在常规白光内镜观察下，早期胃癌的组织型中隆起的肉眼型（0-Ⅰ型、0-Ⅱa型）的组织型几乎都被诊断为分化型癌。另一方面，关于平坦/凹陷病变（0-Ⅱc型、0-Ⅱb型、0-Ⅲ型）虽然报道呈分化型癌和未分化型癌内镜表现的特征，但明确显示灵敏度/特异性的报道很少，未得出结论。另外，近年来报道，在NBI联合放大内镜表现方面也呈未分化型癌的特征，但通过前瞻性试验未报道其有用性。为此，目前对于早期胃癌的组织型的诊断，是通过内镜诊断及钳取标本活检的组织病理学诊断进行综合判断的，但对于像本病例这样肿瘤直径大的病变，组织型诊断有局限性。此外，目前正在进行由多个临床研究机构共同进行的关于通过

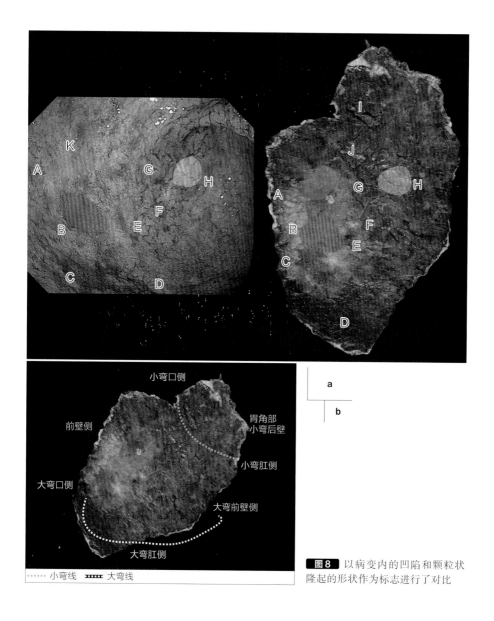

图中标注：小弯口侧、前壁侧、大弯口侧、胃角部小弯后壁、小弯肛侧、大弯前壁侧、大弯肛侧

······ 小弯线 ▬▬▬ 大弯线

图8 以病变内的凹陷和颗粒状隆起的形状作为标志进行了对比

NBI 联合放大观察的组织型诊断的有效性的前瞻性临床试验（UMIN000032151）。今后，有望确立具有高可信度的用于肿瘤的组织型鉴别的内镜诊断体系。

在《对于胃癌的 ESD/EMR 指南（第 2 版）》中，2 cm 以下的 UL0 的 cT1a、未分化型癌被纳入为 ESD 的绝对适应证病变。根据该指南，在组织混合型早期胃癌中，分化型癌和未分化型癌混合存在，在各自的范围清晰的病例，也重建未分化型癌的存在范围，测量并记载该部位的长径。另一方面，明确记载，对于不能重建未分化型癌的范围的病例，将该范围整体视为未分化型癌，测量并记载其长径。本病例当以该指南为标准时，因为未分化型癌范围的长径超过 2 cm，所以内镜的治愈性为 eCura C-2，为追加外科手术的适应证。但是，在当时的《胃癌治疗指南（第 3 版）》中没有上述的记载，对于本病例的治愈性评价真是让人犯难了。像在本病例的组织病理学表现中可以看到的呈所谓的横向进展/牵手样结构的腺癌，黏膜表层由类似于肠上皮化生腺管的低度异型高分化腺癌组成，黏膜中层~深层有时呈现未分化型癌

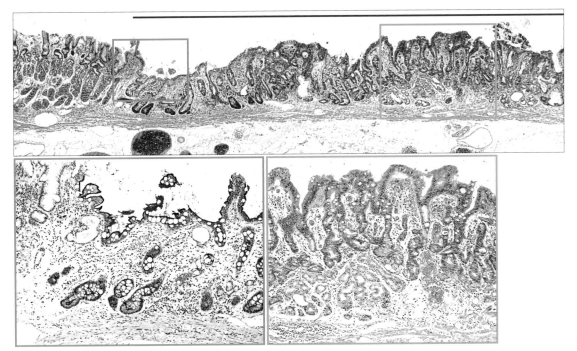

a
b	c

图9 切片表现

a 切片29的组织病理像（HE染色，低倍放大）。红线部分是腺癌（adenocarcinoma）。

b 切片29的免疫组织化学染色像（**a**的蓝框部放大像）。在部分肿瘤腺管的刷状缘见有CD10的表达。

c 切片29的组织病理像［HE染色，中倍放大（**a**的绿框部放大像）］。在黏膜表层见有细胞异型度、结构异型度均低的超高分化腺癌；在黏膜中层~深层见有肿瘤腺管不规则融合并增殖的中分化腺癌（所谓的横向进展/牵手型腺癌）。

的表现。另外，还有报道称，组织混合型早期胃癌与分化型早期胃癌相比，向黏膜下组织的浸润、脉管侵袭、淋巴结转移的概率大。由此可见，对切除标本的详细的组织病理学检查和评价非常重要。在本病例中，虽然未能观察到淋巴结转移引起的复发，但是对于组织混合型早期胃癌在内镜治疗后的追加外科治疗的适应证需要慎重对待。

结束语

　　笔者等经治了1例在术前难以判断是否适合内镜治疗和难以进行治愈性评价的组织混合型早期胃癌病例。

参考文献

[1] 八尾建史, 上堂文也, 鎌田智有, 他. 早期胃癌の内視鏡診断ガイドライン. Gastroenterol Endosc 61:1283-1319, 2019.

[2] Kanemitsu T, Yao K, Nagahama T, et al. The vessels within epithelial circle（VEC）pattern as visualized by magnifying endos- copy with narrow-band imaging（ME-NBI）is a useful marker for the diagnosis of papillary adenocarcinoma：a case-controlled study. Gastric Cancer 17:469-477, 2014.

[3] 小山恒男, 友利彰寿, 堀田欣一, 他. 未分化型混在早期胃癌の臨床的特徴と問題点—拡大内視鏡を中心に. 胃と腸 42:1625-1634, 2007.

[4] 滝澤登一郎, 小池盛雄. 病理形態学における微小胃癌—胃癌の組織発生再考. 胃と腸 23:791-800, 1988.

[5] Kanesaka T, Nagahama T, Uedo N, et al. Clinical predictors of histologic type of gastric cancer. Gastrointest Endosc 87:1014-1022, 2018.

[6] 藤原侃, 広門一孝, 八尾恒良, 他. 陥凹性早期胃癌の診断学的問題点—X線微細診断と肉眼標本所見の関連, 肉眼標本所見と内視鏡上の色調および癌の組織型との関連性について. 胃と腸 6:157-174, 1971.

[7] 馬場保昌, 清水宏, 武本憲重, 他. 胃癌組織型分類とX線・内視鏡所見. 胃と腸 26:1109-1124, 1991.

[8] Kanesaka T, Sekikawa A, Tsumura T, et al. Absent microsurface pattern is characteristic of early gastric cancer of undifferentiated type：magnifying endoscopy with narrow-band imaging. Gastrointest Endosc 80:1194-1198, 2014.

[9] Otsuka Y, Niwa Y, Ohmiya N, et al. Usefulness of magnifying endoscopy in the diagnosis of early gastric cancer. Endoscopy

36:165-169, 2004.

[10]小野裕之, 八尾建史, 藤城光弘, 他. 胃癌に対するESD/EMRガイドライン(第2版). Gastroenterol Endosc 62:273-290, 2020.

[11]日本胃癌学会(編). 胃癌治療ガイドライン, 第3版. 金原出版, 2010.

[12]Okamoto N, Kawachi H, Yoshida T, et al. "Crawling-type" adenocarcinoma of the stomach: a distinct entity preceding poorly differentiated adenocarcinoma. Gastric Cancer 16:220-232, 2013.

[13]Ushiku T, Arnason T, Ban S, et al. Very well differentiated gastric carcinoma of intestinal type: analysis of diagnostic criteria. Mod Pathol 26:1620-1631, 2013.

[14]吉永繁高, 小田一郎, 中村純, 他. 組織混在型早期胃癌の内視鏡的特徴—通常内視鏡. 胃と腸 48:1596-1608, 2013.

[15]滝沢耕平, 小野裕之, 蓮池典明, 他. ESD/EMRからみた未分化型混在早期胃癌の取り扱い—早期胃癌外科切除例からの検討. 胃と腸 42:1647-1658, 2007.

[16]田邉寛, 岩下明徳, 原岡誠司, 他. 未分化型混在早期胃癌の臨床病理学的特徴とリンパ節転移. 胃と腸 42:1561-1576, 2007.

Summary

Mixed-type Early Gastric Carcinoma with Difficulty in Judging the Possibility of Preoperative Endoscopic Treatment and Evaluating Curability, Report of a Case

Kentaro Imamura[1], Kenshi Yao, Satoshi Nimura[2], Hiroshi Tanabe, Takashi Nagahama[3], Takao Kanemitsu[1], Masaki Miyaoka, Toshiharu Ueki[4], Akinori Iwashita[2, 5], Suketo Sou[6], Takayuki Kawabuchi[7]

The patient was a male in his sixties. Conventional white light endoscopy revealed a mucosal region with a largely discolored tone, combined with redness in some parts, over a wide area from the lower body to the vestibule. The lesion's boundary was partially unclear, but detailed and magnified observation combined with NBI enabled a diagnosis covering the entire lesion's circumference. The patient was diagnosed with a moderately differentiated tubular adenocarcinoma as a result of the biopsy, but conventional white light endoscopy revealed a flat discolored mucosal region, and magnified observation combined with NBI confirmed a VEC pattern. Hence, early gastric carcinoma with mixed-type histology was suspected. However, it was difficult to identify the area of undifferentiated carcinoma. ESD was performed on the same lesion, followed by en bloc resection. Histopathological findings of the resected specimen revealed intramucosal carcinoma with mixed-type histology. Furthermore, there was no vascular invasion, and the resection stump was negative. In this case, a mixture of differentiated and undifferentiated carcinoma was present in the tumor tissues, and it was particularly difficult to measure only the diameter of the lesion's undifferentiated carcinoma, which made it challenging to elucidate curability. When deciding the treatment strategy for early gastric carcinoma, it is important to have knowledge on early gastric carcinoma with mixed-type histology; however, currently there are limits to observation-based histological diagnosis of tumors using endoscopy.

[1]Department of Endoscopy, Fukuoka University Chikushi Hospital, Chikushino, Japan.

[2]Department of Pathology, Fukuoka University Chikushi Hospital, Chikushino, Japan.

[3]Nagahama Clinic, Fukuoka, Japan.

[4]Department of Gastroenterology, Fukuoka University Chikushi Hospital, Chikushino, Japan.

[5]AII Pathological Image Institute, Ogoori, Japan.

[6]Department of Gastroenterology, Tobata Kyoritu Hospital, Kitakyushu, Japan.

[7]Kawabuchi Clinic, Onga-cho, Japan.

在早期胃癌ESD治愈性切除（eCura A）后3年5个月复发的淋巴结转移1例

诹访 哲也[1]

小野 裕之

薮内 洋平

山本 阳一

吉田 将雄

川田 登

角嶋 直美[2]

森 雅史[3]

泷泽 耕平[1]

摘要● 患者70多岁，女性。在上消化道内镜检查中，发现以幽门环附近的胃前庭前壁为主体的、在中心伴有凹陷的低矮的平坦隆起性病变。经活检诊断为tub1，早期胃癌，以详细检查和治疗为目的被介绍到笔者所在医院就诊。据本院详细检查的结果，判断为ESD的扩大适应证病变（在现行的指南中为绝对适应证病变），在2011年9月施行了ESD。在组织病理学上诊断为：大小37 mm，组织型为tub1，浸润深度为M，pUL0，脉管浸润及切缘阴性，为扩大适应证治愈性切除（在现行指南中为治愈性切除：eCura A）。此后虽然定期施行内镜检查，但未发现残余复发病变及异时性多发病变。但是，在距ESD的3年5个月后，在腹部超声检查及CT中指出有腹腔内淋巴结转移复发。未能发现明显的原发灶，诊断为早期胃癌ESD后淋巴结转移复发。在达成了eCura A的ESD病例中，关于复发病例的报道非常少，笔者等结合文献分析进行了报道。

关键词　早期胃癌　eCura A　复发　淋巴结转移

[1] 静岡県立静岡がんセンター内視鏡科　〒411-8777 静岡県駿東郡長泉町下長窪 1007　E-mail : t.suwa@scchr.jp
[2] 名古屋大学医学部附属病院消化器内科
[3] 富士宮市立病院内科

前言

在20世纪90年代，作为对早期胃癌的治疗，在日本被开发的内镜黏膜下剥离术（endoscopic submucosal dissection，ESD）是针对胃的早期恶性肿瘤而开发的，是现在被广泛使用的技术。ESD作为一种既能避免外科治疗又能实现良好预后的治疗方法，其适应证范围在不断扩大。ESD的适应证根据病变的组织型、大小、溃疡的有无、浸润深度来确定，治疗后的治愈性则根据组织病理学评价确定。在实际临床上，因为eCura A的病例几乎没有淋巴结转移的风险，因此可以看作是根治，其后的随访将重点放在有无异时性复发上也是实情。

这次在本院经治了1例病例，对早期胃癌施行ESD，尽管治愈性是《胃癌治疗指南（第5版）》、《对于胃癌的ESD/EMR指南（第2版）》中的eCura A，但在3年5个月后发现有腹腔内淋巴结转移复发。此病例为非常罕见的病例，在此结合文献分析进行报道。

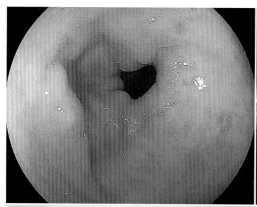
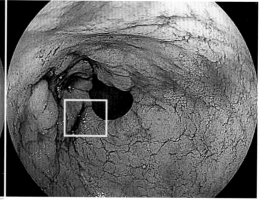
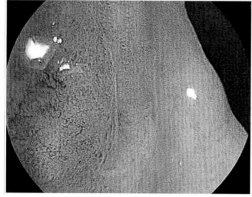

a | b
---
c

图1 EGD像

a 白光观察像。见有以幽门环附近的胃前庭部前壁~小弯为主体，半周性包绕幽门环样存在的、在中心伴有凹陷的、低矮的平坦隆起性病变。

b 靛胭脂染色像。边界及表面结构更加清晰，粗糙的表面更清晰地被辨识。

c b的黄框部BLI放大像。见有分界线（demarcation line），并呈现不规则的微血管结构（irregular microvascular pattern）表现。

病例

患　者：70多岁，女性。

主　诉：无。

既往史：胃溃疡，十二指肠溃疡（保守性治疗）。

嗜好史：现时吸烟者（10支/天），无饮酒史。

现病史：在检诊的上消化道内镜检查（esophagogastroduodenoscopy，EGD）中，发现有以幽门环附近的胃前庭部前壁为主体的、中心伴有凹陷的、低矮的平坦隆起性病变，以详细检查和治疗为目的被介绍到笔者所在医院内镜科就诊。

入院时现症：身高158 cm，体重44 kg。在身体表现上，无明显的异常表现。

入院时血液检查：血液学检查、生化学检查无明显的异常表现。

术前EGD表现（图1） 以胃前庭部前壁~小弯为主体，半周性包绕幽门环样存在的，并在中心伴有凹陷的低矮的隆起性病变（**图1a**）。当进行靛胭脂染色时，边界变得清晰，可以辨识有区域性的粗糙黏膜区（**图1b**）。在亮蓝嵴（blue laser imaging，BLI）放大观察中，见有分界线（demarcation line），呈现不规则的微血管结构（irregular microvascular pattern）表现（**图1c**）。

在前一医院的活检结果为tub1，诊断为：早期胃癌，L，Ant，0-Ⅱa+Ⅱc，cT1a（M），cUL0，35 mm。判断为内镜治疗的扩大适应证病变（在现行的指南中为绝对适应证病变），于2011年9月施行了ESD。

组织病理学表现（图2） 标本大小为71 mm×45 mm，病变大小为37 mm×31 mm，组织型为tub1，浸润深度为pT1a（M），pUL0。因为是脉管浸润阴性（Ly0，V0）且切缘阴性（pHM0，pVM0），所以判定为扩大适应证治愈性切除（在现行指南中为治愈性切除：eCura A）。

ESD后经过 ESD后的溃疡底部为亚全周性，进行了内服类固醇治疗。由于呈现术后

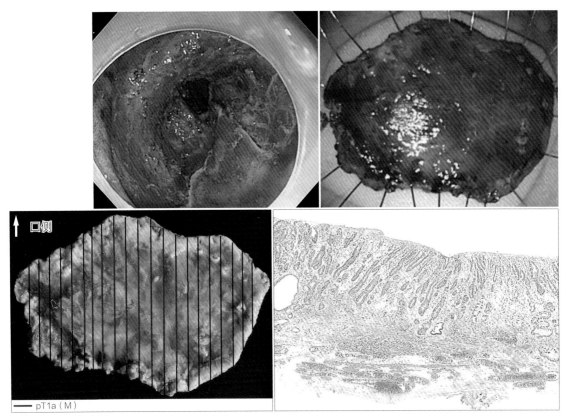

a	b
c	d

图2 ESD后溃疡底部，切除标本
a ESD后溃疡底部。溃疡底部为亚全周性。
b 切除后标本。标本尺寸为71 mm×45 mm，可能进行了整块切除。
c 标测像。沿着黑线进行了切割。在红线部分见有黏膜内癌。病变尺寸为37 mm×31 mm。
d 组织病理像。组织型为tub1，浸润深度为pT1a（M），脉管浸润阴性（Ly0，V0），切缘阴性（pHM0，pVM0），pUL0，诊断为扩大适应证治愈性切除（在现行的指南中为治愈性切除：eCura A）。

狭窄，还施行了球囊扩张术。在施行 ESD 5 个月后狭窄得以解除，过渡到定期随访。在施行 ESD 的 3 年零 5 个月后，在以筛查为目的施行的腹部超声检查中，发现有腹腔内淋巴结肿大。

复发后的腹部造影 CT 表现（图 3） 从胃周围到腹主动脉周围发现了多个内部密度不均一的肿大淋巴结。未能发现胃癌以外的明显的原发灶。

复发后的 EGD 表现（图 4） 在 ESD 后的瘢痕处未观察到疑为复发的表现，但发现在贲门～胃体上部后壁有平缓的隆起，怀疑有来自壁外的挤压。

复发后经过 发现复发时的 CEA 为 1,414 ng/mL，明显升高；在详细检查中也没有发现原发灶，因此诊断为早期胃癌 ESD 后的淋巴结转移

复发。由于患者的家离得远，在附近医院施行了化疗，在复发的 12 个月后去世了。

讨论

目前，在日本消化内镜学会出版的《对于胃癌的 ESD/EMR 指南（第 2 版）》中，认为是内镜治疗适应证的病变被分为绝对适应证病变和相对适应证病变。绝对适应证病变因为可以获得与外科胃切除同等的效果，因此被定义为“被推定为淋巴结转移的风险小于 1% 的病变”。以 Gotoda 等和 Hirasawa 等报道的对于早期胃癌的外科切除标本病例的数据为基础，设定了淋巴结转移的 95% 置信区间的上限小于 1% 的病变。但是，由于缺乏关于长期预后的证据，因此进行了 JCOG0607 和 JCOG1009/1010

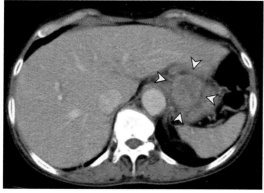
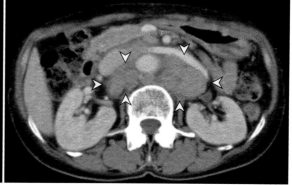

a | b

图3 复发后的腹部CT造影像。在胃周围到腹主动脉周围见有多个内部密度不均一的肿大淋巴结（黄色箭头所指）。在CT造影像上不能发现明显的原发灶

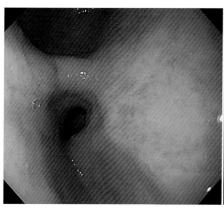
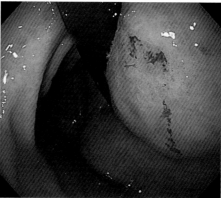

a | b

图4 复发后的EGD像

a 在ESD后的瘢痕处未观察到疑为复发的表现。

b 在贲门后壁见有平缓的隆起，怀疑有来自壁外的挤压。无明显的区域性，但在表面见有轻度粗糙的黏膜。

表1 基于肿瘤因素的ESD适应证的分类

壁浸润深度	溃疡	分化型		未分化型	
		≤2cm	>2cm	≤2cm	>2cm
cT1a（M）	UL0	★			
	UL1	≤3cm	>3cm		
cT1b（SM）					

★	EMR/ESD的绝对适应证病变
（斜线）	ESD的绝对适应证病变
（空白）	相对适应证病变

cT1a（M）：黏膜内癌（术前诊断）；cT1b（SM）：黏膜下浸润癌（术前诊断）；UL：溃疡（瘢痕）表现。

〔转载自"小野裕之，他．胃癌に対するESD/EMRガイドライン（第2版）．Gastroenterol Endosc 62: 273-290, 2020"〕

表2 ESD后的治愈性的评价

壁浸润深度	溃疡	分化型		未分化型	
				≤2cm	>2cm
pT1a（M）	UL0				
	UL1	≤3cm	>3cm		
pT1b1（SM1）		≤3cm	>3cm		
pT1b2（SM2）					

（斜线）	eCura A*
（深斜线）	eCura B*
（空白）	eCura C-2

*：限于整块切除且HM0，VM0，Ly0，V0的情况。

pT1a（M）：黏膜内癌（病理诊断）；pT1b（SM）：黏膜下浸润癌（病理诊断）；SM1：从黏膜肌层向黏膜下的浸润距离小于500 μm；SM2：从黏膜肌层向黏膜下的浸润距离500 μm以上；UL：溃疡（瘢痕）表现。

〔转载自"小野裕之，他．胃癌に対するESD/EMRガイドライン（第2版）．Gastroenterol Endosc 62: 273-290, 2020"〕

表3 eCura A的复发报道病例的汇总

报道年	作者	年龄	性别	病变长径	组织型	浸润深度	UL	复发部位	复发时期
2009年	Hanaoka等	60岁	男	55 mm	tub2＞por	T1a（M）	0	淋巴结 肝转移	14个月后
2014年	Dong等	72岁	男	20 mm	tub1	T1a（M）	0	淋巴结	12个月后
2015年	Fujii等	70岁	男	22 mm	tub2	T1a（M）	1	淋巴结	17个月后
2019年	Kawabata等	78岁	男	30 mm	tub1	T1a（M）	0	局部复发	24个月后
经治病例		70岁	女	37 mm	tub1	T1a（M）	0	淋巴结	41个月后

这样的多中心协作前瞻性临床试验。其结果，可以确认良好的长期预后，据此确定了如**表1**所示的内镜治疗适应证。

另外，内镜治疗的治愈性以 eCura A ～ C 进行分类，为确定是其中的哪一类，与局部因素和淋巴结转移风险因素这两种要素有关。由于通过上述的 JCOG 试验充分验证了长期预后，治愈切除 eCura A 如**表2**所示被定义。

在日常临床上，一般认为 eCura A ≈ 治愈性这也是实情。虽然非常罕见，但见有尽管治愈性满足 eCura A 但仍引起复发的病例报道（**表3**）。在过去的报道中指出，淋巴结转移较多，在 2 年内复发。在本病例，虽然在施行 ESD 的3 年 5 个月后被指出有淋巴结转移，但从其大小和进展情况来看，笔者认为应该是从稍早以前就引起淋巴结转移复发的病例。

另外，值得注意的是，所有病例都有一个共同点，即组织病理学诊断结果毕竟是切片的评价，并不能对整个病变进行全面的评价。有报道称，在 ESD 标本，由于切片厚度不同，在SM 浸润和脉管侵袭的评价上有差异；通过进行标本的深切，治愈性结果发生了变化。

结束语

ESD 作为对于早期胃癌的治疗方法已得到广泛普及，根据迄今为止的数据，当考虑到能够判定为 eCura A 的病变的大多数为无复发经过时，在可以回避外科手术并获得良好的长期预后这一点上，ESD 给予早期胃癌患者的"贡献"是不可估量的。在判定为 eCura A 的情况下，一般在临床上是希望治愈来处理的，而像本病例这样引起复发的情况虽然非常罕见，但确实存在。笔者认为，不管是临床试验结果还是组织病理学评价都不是绝对的，有必要牢记 eCura A 也不是零风险。

参考文献

[1] Ono H, Kondo H, Gotoda T, et al. Endoscopic mucosal resection for treatment of early gastric cancer. Gut 48:225-229, 2001.

[2] 小野裕之, 八尾建史, 藤城光弘, 他. 胃癌に対するESD/EMRガイドライン(第2版). Gastroenterol Endosc 62:273-290, 2020.

[3] 日本胃癌学会(編). 胃癌治療ガイドライン, 第5版. 金原出版, 2018.

[4] Gotoda T, Yanagisawa A, Sasako M, et al. Incidence of lymph node metastasis from early gastric cancer：estimation with a large number of cases at two large centers. Gastric Cancer 3: 219-225, 2000.

[5] Hirasawa T, Gotoda T, Miyata S, et al. Incidence of lymph node metastasis and the feasibility of endoscopic resection for undifferentiated-type early gastric cancer. Gastric Cancer 12: 148-152, 2009.

[6] Hasuike N, Ono H, Boku N, et al. A non-randomized confirmatory trial of an expanded indication for endoscopic submucosal dissection for intestinal-type gastric cancer (cT1a): the Japan Clinical Oncology Group study (JCOG0607). Gastric Cancer 21:114-123, 2018.

[7] Takizawa K, Ono H, Hasuike N, et al. A non-randomized single-arm confirmatory trial of endoscopic submucosal dissection to expand its indication for early gastric cancer of undifferentiated type：Japan Clinical Oncology Group study (JCOG1009/1010). Gastrointest Endosc 89: AB347-348, 2019.

[8] Hanaoka N, Tanabe S, Higuchi K, et al. A rare case of histologically mixed-type intramucosal gastric cancer accompanied by nodal recurrence and liver metastasis after endoscopic submucosal dissection. Gastrointest Endosc 69: 588-590, 2009.

[9] Dong JK, Wood K. A case of single lymph node metastasis near the common hepatic artery following a curative endoscopic resection for gastric mucosal cancer. Gastric Cancer 17:387-391, 2014.

[10] Fujii H, Ishii E, Tochitani S, et al. Lymph node metastasis after endoscopic submucosal dissection of a differentiated gastric cancer confined to the mucosa with an ulcer smaller than 30mm. Dig Endosc 27:159-161, 2015.

[11] Kawabata H, Kawakatsu Y, Yamaguchi K, et al. A rare case of local recurrence following curative endoscopic submucosal

dissection of intramucosal differentiated-type gastric cancer. Gastroenterology Res 12:103-106, 2019.

[12]Kim YL, Kook MC, Choi JE, et al. Evaluation of submucosal or lymphovascular invasion detection rates in early gastric cancer based on pathology section interval. J Gastric Cancer 20:165-175, 2020.

[13]Kumei S, Nakayama T, Watanabe T, et al. Impact of examining additional deeper sections on the pathological diagnosis of endoscopically resected early gastric cancer. Dig Endosc 31: 405-412, 2019.

Summary

Lymph Node Metastasis after Gastric ESD Curative Resection (eCura A), Report of aCase

Tetsuya Suwa[1], Hiroyuki Ono,
Yohei Yabuuchi, Yoichi Yamamoto,
Masao Yoshida, Noboru Kawata,
Naomi Kakushima[2], Masashi Mori[3],
Kohei Takizawa[1]

A woman in her 70s who was detected with a flat elevated lesion with shallow depression in the anterior wall of the gastric antrum near the pyloric ring was diagnosed with EGC (early gastric cancer) and was referred to our department. Based on our examinations, the lesion was diagnosed as an expanded indication lesion of the ESD (absolute indication lesion of ESD in the latest guideline) ; we performed ESD in September 2011. The pathological result showed expanded indication curative resection (curative resection : eCuraA in the latest guideline) because of the size ; 37mm, histological type ; tub1, depth ; M, pathological UL0, negative vascular invasion, negative margin. After the ESD, follow-up was performed with regular endoscopy ; however, no residual recurrence or new lesion was observed. However, three years and five months after the ESD, abdominal ultrasonography and CT scan showed abdominal lymph nodes metastasis. No primary lesion was recognized ; therefore, we established a diagnosis of recurrent lymph node metastasis of EGC and performed ESD. Almost no recurrence is observed in the case of eCuraA, then we report the case with a review of the literature.

[1]Division of Endoscopy, Shizuoka Cancer Center, Shizuoka, Japan.

[2]Division of Gastroenterology, Nagoya University Hospital, Nagoya, Japan.

[3]Division of Internal Medicine, Fujinomiya City General Hospital, Shizuoka, Japan.

1例胃前庭部的亚全周性早期胃癌，在ESD后见有由狭窄和变形所引起的梗阻，需要外科手术

泉本 裕文 [1]

由雄 敏之

并河 健

渡海 义隆

吉水 祥一

堀内 裕介

石山 晃世志

平泽 俊明

土田 知宏

藤崎 顺子

摘要●患者80多岁，男性。以检诊的上消化道X线造影异常为契机，在前一医院的EGD中指出在前庭部怀疑有早期胃癌，以治疗为目的被介绍到笔者所在医院就诊。以开放型（open type）的黏膜萎缩（自然除菌后）为背景，见有以前庭部小弯为主体、白色的平坦隆起性病变，见有除大弯后壁的一部分以外的亚全周性平坦进展。通过术前活检发现高分化管状腺癌，诊断为：L，Circ，0−Ⅱa+Ⅱb型，90 mm，tub1，cT1a−M，UL0，施行了ESD。虽然组织病理学诊断结果为eCura A，但由于从术后约40天后开始反复呕吐，因此进行了详细检查。内镜检查方面，虽然见有伴于ESD后溃疡的轻度狭窄，但内镜探头可以通过。但是，考虑是由于变形而引起了通过障碍。虽然一共施行了6次内镜下球囊扩张术，但其后症状仍无改善，最终施行了腹腔镜下幽门侧胃切除术。位于幽门前庭部的广泛的病变通过内镜切除后有时会引起伴于术后狭窄和变形的梗阻。有必要注意，与单纯的狭窄不同，如果伴有变形，即使施行内镜下球囊扩张术也无法改善，有时需要施行外科手术。

关键词　ESD后溃疡　狭窄　通过障碍　内镜下球囊扩张术外科手术

[1]がん研究会有明病院上部消化管内科　〒135−8550 東京都江東区有明3丁目8−31　E−mail : toshiyuki.yoshio@jfcr.or.jp

前言

如果是不伴有溃疡的分化型、黏膜内的胃癌，不论病变大小，都是内镜黏膜下剥离术（endoscopic submucosal dissection，ESD）的适应证，即使对大面积的病变也可以整块切除。在切除大面积病变的情况下，作为术后的不良事件，是可以发生伴于ESD后溃疡的瘢痕性收缩的胃的狭窄、变形所引起的梗阻，尽管很罕见。但是，如果是贲门部或幽门部的单纯狭窄的话，则通过内镜下球囊扩张术（endoscopic balloon dilation，EBD）大多可以得到改善。

本次，笔者等经治了1例病例：对在胃前庭部发现的亚全周性的早期胃癌施行了ESD，尽管获得了治愈性切除的效果，但由于术后狭窄及变形而施行了多次EBD，最终需要施行外

科手术。在此对该病例进行报道。

病例

患　者：80 多岁，男性。

主　诉：无。

现病史：X 年 6 月以上消化道造影异常的详细检查为目的，在其他医院施行了上消化道内镜检查（esophagogastroduodenoscopy，EGD）。发现在前庭部小弯有白色的平坦隆起性病变，经活检诊断为腺瘤。X 年 8 月以详细检查为目的，由外院医生介绍，再次施行了 EGD，通过同一病变的再次活检诊断为疑似癌（Group 4），并且由于病变范围不清晰，以详细检查和治疗为目的，被介绍到本院就诊。

既往史：痛风。

生活史：饮酒 100 mL/d，吸烟 15 支 /d × 10 年（30 岁之前）。

检查结果：幽门螺杆菌（Helicobacter pylori，H. pylori）IgG 抗体 3.0 U/mL 以下，CEA 3.8 ng/mL，CA19–9 10.1 U/mL。

内镜表现　见有开放型（open type）的黏膜萎缩和地图状发红，为幽门螺杆菌除菌后的表现。通过白光观察（white light imaging，WLI），从前庭部小弯到前壁，与周围相比略呈白色，在表面见有伴有凹凸的颗粒状的平坦隆起性病变（图 1a、b），但边界不清。在窄带成像（narrow band imaging，NBI）观察中，从小弯侧开始一直到前壁侧（图 1c）、后壁侧（图 1d）连续见有棕褐色的颜色变化，认为是 0–IIa 型胃癌的 IIb 进展，诊断为除靠近大弯后壁的一部分以外的亚全周性病变。肛侧边界在距离幽门环约 20 mm 左右的口侧的位置（图 1e）。在病变部的 NBI 放大观察中，表面微结构大小不同；见有与周围相比呈不均一性分布的，并且在一部分呈扩张、蛇行的口径不同的袢状的不规则血管，图 1f），认为是分化型癌。在本院的病变的活检结果是 Group 5，为高分化型腺癌（tub 1）。

根据以上结果诊断为：L，Circ，0–II a+ II b 型，90 mm，tub1，cT1a–M，UL0，认为是内镜切除适应证的早期胃癌，施行了 ESD。

经过　为前庭部的大面积早期胃癌病例，由于有 ESD 后的狭窄和胃腔变形的风险，在术前讨论会上也提出了施行幽门侧胃切除术的方案，但因为①不能说一定就会引起幽门梗阻，②虽然病变面积大，但位于易于处置的前庭部，ESD 不困难，③患者是最好进行微创治疗的高龄者，故而选择了 ESD。在 ESD 中，以 NBI 及术前的阴性活检瘢痕为基础进行标记（图 2a），施行了整块切除。切除时间为 155 min。切除标本的大小为 110 mm × 60 mm，为广泛性切除，由于是保留了大弯侧一部分的亚全周性切除（图 2b），为了预防狭窄，施行了曲安奈德（triamcinolone acetonide）120 mg 的黏膜下局部注射。术中未见不良事件发生。

在切除标本的前壁侧见有部分切入，组织病理学上是 L，Circ，0–II a+ II b 型，91 mm × 41 mm，tub1，pT1a–M，pUL0，Ly0，V0，pHM0，pVM0，获得了 eCura A（图2c、d）。

术后经过　主诉从术后第 40 天开始出现腹胀，反复呕吐，在术后第 45 天来医院就诊。当天在施行 EGD 时，在胃内发现有大量的食物残渣。ESD 后的溃疡底部仍残存（图 3a、b），伴于瘢痕的狭窄为较轻度，常规内镜探头（GIF–H290，Olympus 公司生产）的通过比较容易，但由于狭窄，胃发生变形，为中间细形状（图 3c）。当天施行了第一次 EBD。球囊使用了 CRE TM PRO GI Wireguided（Boston Scientific 制造）。第一次使用直径为 15 ～ 18 mm 的球囊，扩张到了 18 mm。在 ESD 48 天后、51 天后、58 天后还使用了直径为 18 ～ 20 mm 的球囊，扩张直径增加到了 20 mm，但幽门梗阻没有改善。在 ESD 70 天后、83 天后也同样追加施行了 EBD，但症状仍然没有改善（图 3d ～ g）。梗阻的主要原因不仅是狭窄，也有前庭部的变形，判断不能期待通过 EBD 使症状得以改善，在术后第 97 天施行了腹腔镜下幽门侧胃切除术 D1 + 清扫术。在组织病理学上，在术后标本内

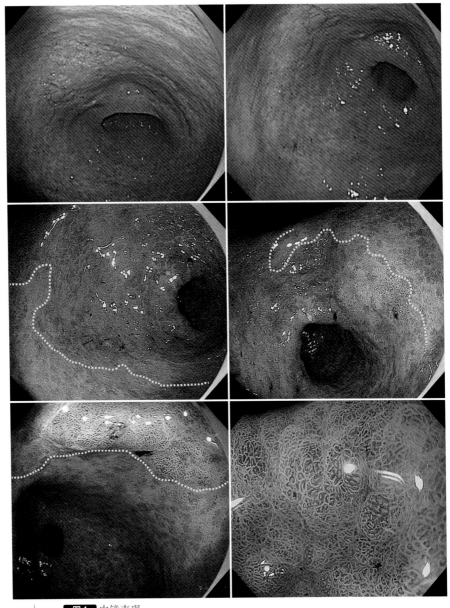

a	b
c	d
e	f

图1 内镜表现

a，b 白光观察（WLI）像。在前庭部小弯处见有比周围略微呈白色的、凹凸明显的区域。背景黏膜高度萎缩，在WLI像中病变边界不清。

c~e NBI像。与病变范围一致，见有棕褐色的颜色变化，黄色虚线所示部位被认为是病变边界。肛门侧边界为距幽门环20 mm左右的口侧的位置。

f NBI放大像。病变内部的表面微结构大小不同；见有与周围相比呈不均一性分布，并且在一部分呈扩张、蛇行、口径不同的袢状的不规则血管，为提示分化型癌的内镜表现。

未发现癌的残留及向清扫淋巴结的转移。术后通过障碍减轻，在手术数年后的 2020 年 10 月的现在，患者仍是无症状、无复发生存。

讨论

2000 年 Gotoda 等报道，如果是 UL0 的分

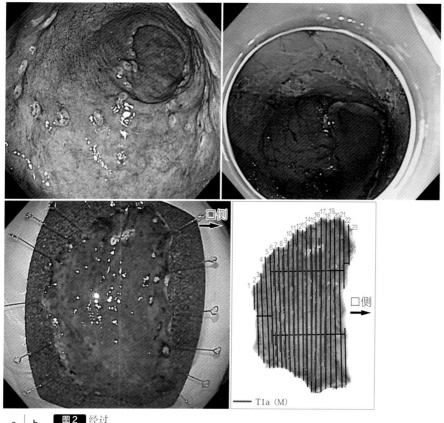

a	b
c	d

图2 经过

a 以NBI的病变范围诊断为基础进行了标记。

b 使用IT knife 2（Olympus公司生产）进行了整块切除。ESD后，除大弯的一部分外为亚全周性的黏膜缺损。

c 切除标本的NBI像。标本的大小为110 mm × 60 mm。

d 癌进展范围的标测像。癌的进展范围与NBI中呈棕褐色颜色变化的区域一致。虽然有一部分切入前壁侧，但获得了治愈切除，组织病理学诊断为：L，Circ，0–Ⅱa＋Ⅱb型，91 mm × 41 mm，tub1，pT1a – M，pUL0，Ly0，V0，pHM0，pVM0。

化型的黏膜内癌，不管病变长径有多大，淋巴结转移的可能性非常低；对于胃癌的 ESD 普及之后，在术前被判断为黏膜内癌、分化型癌、UL0 的病变，不管病变长径有多大，作为适应证扩大病变被广泛施行 ESD。在 2018 年显示了 JCOG0607 的长期结果，在《胃癌治疗指南》被修订以后，上面所述的病变被包括在绝对适应证病变之内。另一方面，切除直径大，在贲门部和幽门前庭部的病变，ESD 后的狭窄作为不良事件成为问题。

与管腔狭窄的食管不同，虽然在胃因 ESD 后的治疗后狭窄而产生通过障碍的情况并不多见，但伴有贲门部及幽门前庭部广泛性切除的情况例外。Coda 等报道，在施行了涉及贲门或幽门的胃 ESD 的 115 例的研究中，在切割线涉及鳞状柱状上皮接合处（squamocolumnar junction）的贲门（cardiac）组 41 例中有 7 例（17%）产生了 ESD 后狭窄，在涉及距幽门环小于 10 mm 范围的幽门（pyloric）组 115 例中有 7 例（6%）产生 ESD 后狭窄，无论在哪一组，超过 3/4 周的切除或超过 50 mm 的切除长径均是 ESD 后狭窄的显著性危险因素。另外，发生了狭窄的 14 例在施行 EBD 后全部好转，说明了 EBD 对胃 ESD 后狭窄的有用性。

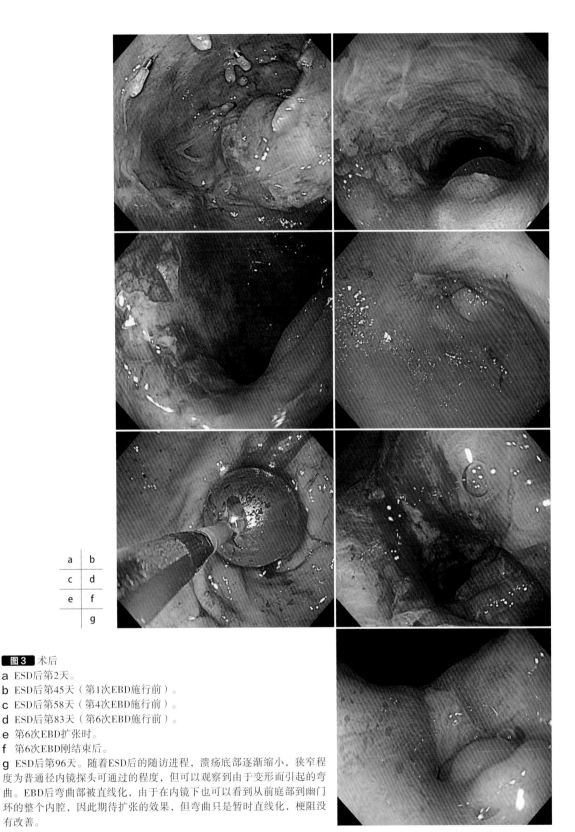

a	b
c	d
e	f
g	

图3 术后

a ESD后第2天。

b ESD后第45天（第1次EBD施行前）。

c ESD后第58天（第4次EBD施行前）。

d ESD后第83天（第6次EBD施行前）。

e 第6次EBD扩张时。

f 第6次EBD刚结束后。

g ESD后第96天。随着ESD后的随访进程，溃疡底部逐渐缩小，狭窄程度为普通径内镜探头可通过的程度，但可以观察到由于变形而引起的弯曲。EBD后弯曲部被直线化，由于在内镜下也可以看到从前庭部到幽门环的整个内腔，因此期待扩张的效果，但弯曲只是暂时直线化，梗阻没有改善。

作为胃ESD后狭窄的预防对策，与食管ESD后一样，也有ESD后早期的预防性球囊扩张术是有用的病例报道，以及局部注射和口服类固醇有用的报道，但在止于少数病例的研究中均为有效性不明。由于在本病例治疗中为亚全周性的广泛性切除，为了预防狭窄而进行了曲安奈德局部注射，但没有获得效果。

另外，在本病例治疗中尽管在数次的EBD中均为内镜可通过程度的狭窄段，但梗阻并未改善。在内镜探头通过狭窄部时，狭窄部大幅向下方弯曲，由于幽门环就位于其紧靠肛侧的上方，因此不仅伴有狭窄，还伴有变形引起的弯曲。EBD后弯曲部被直线化，由于在内镜下也可以从前庭部到幽门环看清整个内腔，因此期待球囊扩张的效果，但弯曲只是暂时直线化，通过障碍没有改善。虽然也期待伴随治疗后溃疡的好转，形态发生变化，梗阻症状得以改善，但即使溃疡瘢痕化后弯曲仍然持续。

Ohara等报道，对从胃体下部到幽门环的早期胃癌施行ESD，与本病例一样，对于施行除大弯外的约5/6周性黏膜切除而导致通过障碍的病例，内镜下胃窦成形术（endoscopic antralplasty）有效。在该病例中尽管狭窄程度也很轻，但由于被牵拉向小弯侧的瘢痕的影响而伴有变形，从前庭部已经看不到幽门环了。因此，在大弯侧新通过ESD追加了约2.5 cm大小的非肿瘤黏膜切除，使向大弯侧产生了瘢痕。其结果为，变形得到改善，幽门环得以看清，报道称通过障碍得到了改善。对此的说明是，通过在与瘢痕相对的方向上制造另一个瘢痕，通过施加向反方向的牵引，变形得以解除。虽然该方法在笔者等的病例中也可能有效，但考虑到缺乏确定性，以及存在保险制度上的问题，所以没有施行。

结束语

笔者等经治了1例病例：虽然对除前庭部大弯侧一部分以外的亚全周性早期胃癌施行了

ESD，但由于术后狭窄及变形，即使施行了多次EBD，最终还是需要外科手术，因此在此进行报道。在施行大面积ESD时应注意，存在有通过EBD不能改善的治疗后狭窄或变形，有时根据情况需要外科治疗。

参考文献

[1] Gotoda T, Yanagisawa A, Sasako M, et al. Incidence of lymph node metastasis from early gastric cancer：estimation with a large number of cases at two large centers. Gastric Cancer 3：219-225, 2000.

[2] 日本胃癌学会（編）. 胃癌治療ガイドライン医師用2018年1月改訂, 第5版. 金原出版, 2018.

[3] Coda S, Oda I, Gotoda T, et al. Risk factors for cardiac and pyloric stenosis after endoscopic submucosal dissection, and efficacy of endoscopic balloon dilation treatment. Endoscopy 41：421-426, 2009.

[4] 佐川保, 佐藤康史, 高山哲治, 他. 内視鏡的粘膜下層剥離術後に幽門狭窄を来した早期胃癌の1例. Gastroenterol Endos 49：1681-1687, 2007.

[5] Mori H, Kobara H, Rafiq K, et al. Novel method for the management of stenosis after gastric endoscopic submucosal dissection：mucosal incision with steroid injection contralateral to the severely contracted scar. Dig Endosc 27：622-626, 2015.

[6] Ohara Y, Toyonaga T, Tanabe T, et al. Endoscopic antralplasty for severe gastric stasis after wide endoscopic submucosal dissection in the antrum. Clin J Gastroenterol 9：63-67, 2016.

Summary

Requiring Surgery Due to Passage Obstruction Caused by Stenosis and Deformity after ESD for Semi-circular Early Gastric Cancer in the Antrum, Report of a Case

Hirofumi Izumoto[1], Toshiyuki Yoshio, Ken Namikawa, Yoshitaka Tokai, Shoichi Yoshimizu, Yusuke Horiuchi, Akiyoshi Ishiyama, Toshiaki Hirasawa, Tomohiro Tsuchida, Junko Fujisaki

A male patient in his 80s underwent EGD (esophagogastroduodenoscopy) due to an abnormality in his upper gastrointestinal series and had a suspected cancer lesion detected in a previous hospital. He was referred to our hospital for treatment. A whitish, flat, elevated lesion was found in the background mucosal atrophy of open type（after spontaneous eradication）in the lesser curvature, and there was extension of the flat cancer sub-circumferentially, however there was no lesion observed in the greater curvature. Upon admission, preoperative biopsy revealed a well-differentiated tubular adenocarcinoma. The lesion was diagnosed as early gastric cancer, L, Circ, Type 0-IIa+IIb, 90mm, tub1, cT1a-M, UL0. A curative resection of this lesion was performed using ESD（endoscopic submucosal dissection）. However, 40 days after ESD, the patient was re-admitted with complaints of repeated vomiting. An EGD was performed, which demonstrated mild stenosis due to post-ESD ulcer；however the scope passed satisfactorily. We also found a deformity, which was thought to be causing the obstruction. A total of six endoscopic balloon dilatations were performed ; however, the symptoms did not improve. Finally, laparoscopic distal gastrectomy was performed. Postoperative stenosis and obstruction of the passage can occur after ESD performed for treatment of extensive lesions of the pyloric antrum.

It is important to note that unlike simple stenosis, if deformities are present, endoscopic balloon dilatation may not be of much help and surgical intervention may be required.

[1]Department of Gastroenterology, Cancer Institute Hospital, Tokyo.

编辑后记

小泽 俊文　综合犬山中央病院消化器内科

基于日本肿瘤临床研究小组（Japan Clinical Oncology Group，JCOG）0607 号临床研究项目的结果，在 2018 年《胃癌治疗指南》被修订如下：作为对于早期胃癌的内镜黏膜下剥离术（endoscopic submucosal dissection，ESD）的绝对适应证病变，追加了"①超过 2 cm 的 UL0 的 cT1a，分化型癌；② 3 cm 以下的 UL1 的 cT1a，分化型癌"。另外，"③ 2 cm 以下的 UL0 的 cT1a，未分化型癌"也被作为 eCura B，在 2020 年 2 月发布的《对于胃癌的 ESD/EMR 指南（第 2 版）》中被升级为绝对适应证病变。为了使这些处置尽可能既不过分又无不足，必然要求详细的术前诊断。由于 UL 合并病变被纳入适应证范围，UL 和癌浸润之间的鉴别是理所当然的，而通过在术前了解 UL 的程度和面积，大致也可以预测 ESD 的技术难易度。现在难以进行止于浸润到 pSM 500 μm 的癌的术前诊断这也是事实，至少要避免由于对 SM 大块（massive）癌 = cT1b2 施行 ESD 的超适应证（over indication）给患者带来时间上的浪费或额外的经济负担。关于这些课题，在包括超声内镜检查（endoscopic ultrasonography，EUS）诊断在内的 Knack & pitfall、辻井等、平泽等的记述中很明确，所以建议熟读。另外，由于超过 2 cm 的 cT1a 病变成为绝对适应证病变，需要进行边界诊断的区域绝对性增加的时间，即检查所需的时间也增加。此外，由于病变直径变大，"不同组织型混杂在一起"这一课题也必须考虑到。虽然认为本书读者已经了解到了这一点，就是组织混合型比单一

组织型病变的脉管浸润率高，预后也较差。在金坂等的报道中简要地总结了基本检查的进行方法和解释方法，所以对于初学者也是容易理解的内容。

以上的课题以在日本特有的视角 / 切入点被编入了应该了解的最新进展（Up-to-date）的本书。术前检查适度进行，首先切除然后评价，认为这样的哲学和心理（mentality）与日本人不相称的大概不只是笔者本人。

另外，随着适应证范围的扩大，对高龄患者进行治疗干预的机会也增加了。在八田等的报道中，已经展示了考虑到高龄患者的体力状态（performance status，PS）、以局部控制为目的的 cT1b 癌的治疗以及通过术后病理学检查为 eCura C2 时的与实际临床相对应的参考资料的数据。在本书中将以对治愈性不足的病例的临床对应和按照诊疗时间顺序的重要项目采纳为主题。不难想象，很多读者在处理这样的病例时，实际上都经历过苦恼。这次，伊藤等的诊疗模式展示了在对患者家属进行知情同意（informed consent，IC）时，在决策方针上犹豫不决时成为参考的有趣数据。以 Charlson 并发症指数（Charlson comorbidity index，CCI）和腰肌指数（psoas muscle index，PMI）这类的指标为基础，还提到了在部分高龄患者中对于 SM1 胃癌的 ESD 适应证范围扩大的可能性。其主要原因之一是在技术上可能以高概率实现对 SM 癌的 R0 切除。因为一般即使是无基础病例的高龄患者，疾病特异性的 5 年生存率也很高，因此，因其他疾病死亡而降低 5 年总生

存率是不言而喻的。基于这样的背景，我们已经进入这样的一个时代，即需要充分验证在患有并存疾病和少肌症不断进展的老龄患者，cT1b2 胃癌的 ESD 也可以被允许。

日本还制定了《早期胃癌的内镜诊断指南》，就对基于 EBM 的早期胃癌的内镜诊断提出了一定的方针。但是，对于一般的临床医生来说，没有展示临床病例并进行解说的出版物。因此，首先为了正确诊断这些绝对适应证病变，将所需的内镜诊断和所存在的问题纳入本书的主题中，委托该领域的专家执笔。

伴随着适应证范围的扩大，切除标本的病理学评价也需要充分满足评价标准。关于切除标本的评价和所存在的问题，如二村所述，①组织型混杂（混杂有未分化型）的确切诊断、② UL–Ⅱs 的判定 / 评价（是消化性溃疡瘢痕还是活检瘢痕）这一需要解决的重要问题被交给了病理医生。而且，还把尚未阐明的特殊型胃癌 pT1b 的临床病理学处理也纳入了本书的主题研究部分。

如果读者读了本书所载的论文后，能够获得关于对早期胃癌的内镜治疗的最新知识的话，那么可以说本书的目的就基本达到了。

广告

SPH 上海医药
SHANGHAI PHARMA

信誼 SIN

更专业的益生菌

卓越·非凡 PRO

12株名菌，4种名元
16000+已发表研究文献

9株
进口菌株

4种
益生元

3株
中国菌株

PRODUCE 智造

PROFESSIONAL 专业

PROBIOTICS 益生菌

信 SINE 誼 ®

P16⁺
益生菌 PRO
固体饮料

净含量:30g(2g×15)

Pro ③

PRODUCE   智造
PROFESSIONAL 专业
PROBIOTICS   益生菌

折药一审（文）第240304-01375号　广告　本广告仅供医学药学专业人士阅读

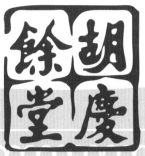

创始于1874年

胃复春胶囊

健脾益气活血解毒

用于治疗胃癌癌前期病变的中成药

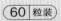

国药准字Z20090697

胃复春胶囊

WEI FU CHUN JIAONANG

60 粒装

杭州胡庆余堂药业有限公司

【成　　份】红参、香茶菜、枳壳（炒）
【功能主治】健脾益气，活血解毒。用于治疗胃癌癌前期病变、胃癌手术后辅助治疗、慢性浅表性胃炎属脾胃虚弱证者。
【规　　格】每粒装0.35g。
【用法用量】口服。一次4粒，一日3次。
【包　　装】口服固体药用高密度聚乙烯瓶。60粒/瓶，1瓶/盒。
【批准文号】国药准字Z20090697
【不良反应】详见说明书。
【禁　　忌】禁止与含藜芦药物同服。

企业名称：杭州胡庆余堂药业有限公司　　　　邮政编码：311100
生产地址：杭州余杭经济技术开发区新洲路70号　电话号码：0571-86992277（总机）
传真号码：0571-86993828　　　　　　　　　网　址：http://www.hqyt.com
注册地址：杭州余杭经济技术开发区新洲路70号

TIPTOP®

国药准字Z33020174
浙药广审（文）第250401-00420号

养胃颗粒
YANGWEI KELI

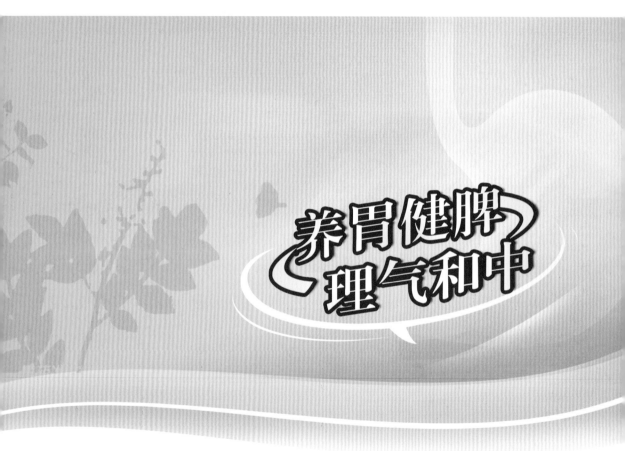

养胃健脾
理气和中

▶ 用于

· 脾虚气滞所致的胃痛，症见胃脘不舒　　· 胀满疼痛

· 嗳气食少　　· 慢性萎缩性胃炎见上述证候者。

【成份】炙黄芪、党参、陈皮、香附、白芍、山药、乌梅、甘草。

【禁忌】本品不宜与含有藜芦、海藻、京大戟、红大戟、甘遂、芫花成份的中成药同用。

【不良反应】应用本品时可能出现腹泻、恶心、呕吐、腹痛、皮疹、瘙痒等不良反应。

请按药品说明书或者在药师指导下购买和使用

广告

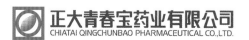

正大青春宝药业有限公司
CHIATAI QINGCHUNBAO PHARMACEUTICAL CO.,LTD.